中医名家珍稀典籍校注丛书

中原历代中医药名家文库

主编 许敬生

针灸易学 校注

〔清〕李守先 著

高希言 陈素美 陈亮 校注

河南科学技术出版社

·郑州·

图书在版编目（CIP）数据

《针灸易学》校注 /（清）李守先著;高希言,陈素美,陈亮校注.—郑州:河南科学
技术出版社,2017.2(2023.3重印)
ISBN 978-7-5349-5617-1

Ⅰ.①针… Ⅱ.①李… ②高… ③陈… ④陈… Ⅲ.①针灸疗法-中国-清代
②《针灸易学》-注释 Ⅳ.①R245

中国版本图书馆 CIP 数据核字(2016)第 308245 号

出版发行:河南科学技术出版社
　　　　　地址:郑州市郑东新区祥盛街 27 号　　　邮编:450016
　　　　　电话:(0371)65788613　65788639
　　　　　网址:www.hnstp.cn
策划编辑:李喜婷　马艳茹
责任编辑:高　杨
责任校对:王晓红
封面设计:张　伟
版式设计:若　溪
责任印制:朱　飞
印　　刷:三河市同力彩印有限公司
经　　销:全国新华书店
幅面尺寸:185 mm×260 mm　　　印张:10.5　　　字数:113 千字
版　　次:2023 年 3 月第 4 次印刷
定　　价:168.00 元

中原历代中医药名家文库（典籍部分）

主　　编　许敬生
副 主 编　冯明清　侯士良　卢丙辰　刘道清
学术秘书　马鸿祥

序

　　河南省地处中原，是中华民族优秀文化发祥地，从古及今，中原大地诞生许多杰出之士，他们的文化精神和伟大著作，一直指引着中华民族科学文化的发展与进步。老子、庄子、张衡、许慎、杜甫、韩愈等伟大思想家、科学家、文字学家、诗人、文学家在中国文化史上，做出伟大贡献。诞生于南阳的医圣张仲景两千年来以其《伤寒论》《金匮要略》一直有效地指导着中医理论研究与临床实践。中原确为人杰地灵之区。

　　河南省诞生许多著名中医学家，留下大量优秀中医著作。北宋淳化三年编成之《太平圣惠方》卷八收录《伤寒论》，为孙思邈所称"江南诸师秘仲景要方不传"残卷秘本，可觇辗转传抄于六朝医师手中的《伤寒论》概貌。《伤寒补亡论》作者郭雍，从父兼山学《易》，事载《宋元学案·兼山学案》，以治《易》绪馀，精究宋本《伤寒》，其书可补宋本方剂之不足、条文之缺失，可纠正《伤寒卒病论》"卒"字之讹，谓"卒"是"杂"字俗写而讹者，郭书对研究考证宋本《伤寒论》甚为重要。丛书所收诸家之作，大多类此。

　　中医发展，今逢盛世。河南科学技术出版社高瞻远瞩，不失时机地将河南省历代中医药名家著作精选底本，聘请中医古代文献专家许敬生教授担任主编，组织一批专家教授进行校勘注释予以出版，这对于继承和发展中医药事业具有重大意义。本书汇集之作，皆为中医临床及理论研究必读之书。读者试展读之，必知吾言之不谬。

振兴中医，从读书始。

北京中医药大学　钱超尘

2014 年 1 月 1 日

前　言

　　中原是华夏文明的主要发祥地，光辉灿烂的中原古代文明造就了丰富多彩的中医药文化。

　　中州自古多名医。在这块土地上，除了伟大的医圣张仲景之外，还产生了许多杰出的医学家。早在商代初期，就有商汤的宰相伊尹著《汤液》发明了汤剂。伊尹是有莘国（今河南开封县，一说是嵩县、伊川一带）人。早期的医方大家、晋朝的范汪是颍阳（今河南许昌）人，一说南阳顺阳（今河南淅川）人，他著有《范汪方》。较早的中医基础理论著作《褚氏遗书》的作者、南朝的褚澄是阳翟（今河南禹州）人。唐代的针灸和中药名家甄权是许州扶沟（今河南扶沟）人，寿103岁。唐代名医张文仲为高宗时御医，是治疗风病专家，曾著《疗风气诸方》，为洛州洛阳（今河南洛阳）人。对瘵病（结核病）提出独到见解，著有《骨蒸病灸方》一卷的崔知悌是许州鄢陵（今河南鄢陵）人。中国现存最早的食疗专著《食疗本草》的作者，唐代的孟诜是汝州（今河南汝州）人。北宋著名的医方类书《太平圣惠方》的作者王怀隐是宋州睢阳（今河南商丘）人。宋代著名的儿科专家阎孝忠是许昌（今河南许昌）人，他为恩师编写《小儿药证直诀》一书，使儿科大师钱乙的学说得以传世。北宋仁宗时，"校正医书局"中整理古医书的高手有好几位河南人。如撰《嘉祐本草》的掌禹锡为许州郾城（今河南漯河市郾城区）人，完成《重广补注黄帝内经素问》的孙兆、孙奇，均为卫州（今河南卫辉）人。 北宋医家王贶是考城（今河南兰考）人，著有《全生指迷方》，《四库全书总目提要》评价说："此书于每证之前，非惟具其病状，且一一详其病源，使读者有所据依，易于运用。 其脉证及辨脉法诸条。 皆明白晓畅，凡三部九候之形，病证变化之像，及脉与病相应不相应之故，无不辨其疑似，辨析微茫，亦可为诊家之枢要。"北宋末期的著名医家、《鸡峰备急方》（又称《鸡峰普济方》）的作者张锐是郑州（今河南郑州）人。 南宋的伤寒大家，《伤寒补亡论》的作者郭雍是洛阳（今河南洛阳）人。 南宋法医学家郑克是开封（今河南开封）人，他著的《折狱龟鉴》是与宋慈的《洗冤集录》齐名的一部法医著作。 金元四大家之一，攻下派的代表金代张子和是睢州考城（今河南兰考县，一说民权县）人。 元代名医滑寿祖籍是襄城（今河南襄城县）人，他著有《读素问钞》《难经本义》，对《黄帝内经》和《难经》的研究做出了巨大贡献；他著的《诊家枢要》和《十四经发挥》分别是诊断学专著和针灸专著，均在中医发展史上占有光辉的一页。 明太祖朱元璋的五皇子朱橚，就藩在开封，为周定王，他著的《救荒本草》，以河南的灾荒为背景写成，开创了对野生可食植物的研究，对后世产生了深远影响。 著名的医史专家、明代的李濂是祥符（今河南开封）人，他的《医史》十卷，是我国首次以"医史"命名的医学史专著，书中为张仲景、王叔和、王冰等人补写了传记。 清代名医，《嵩崖尊生全书》的作者景日昣，是登封（今河南登封）人。 清代温病学家的北方代表人物、《寒温条辨》的作者杨栗山是中州夏邑（今河南夏邑）人。 清代著名的植物学家吴其濬，是河南固始县人，他撰写的《植物名实图考》和《植物名实图考长编》，不仅是植物学的名著，也是继《本草纲目》后最重要的本草类著作，对世界医学曾产生过重要影响。 还有很多很多，不再一一列举。 据不完全统计，史传和地方志中有籍可考的河南古代医家多达1000余人。《周易·系辞上》曰："子曰：'书不尽言，言不尽意'。"这些著名的医家，犹如璀璨的群星，照亮了中医学发展的历史道路。

粤稽往古，从火祖燧人氏点燃华夏文明之火，改变了先民的食性，到酒圣杜康发明酿酒，促进了医药的发展；从殷墟甲骨文到许慎的《说文解字》，作为中医药文化载体的汉字，其发展过程中的主要阶段得以确立和规范；从伏羲制九针、岐黄论医道，创立岐黄之学，到伊尹著《汤液》，创中医汤剂；从道圣老子尚修身养性、庄子倡导引养生，到医圣仲景论六经辨证而创经方，确立辨证论治法则，成为中医学术的核心思想和诊疗模式，中医的经典著作《黄帝内经》《伤寒杂病论》《神农本草经》等纷纷问世；从佛教于汉代传入中国，直到禅宗祖庭少林寺融禅、武、医于一体而形成的禅医文化，这一切均发生在中原大地。

寻根溯源，我们深深感到是光辉灿烂的中原文明，孕育了中华瑰宝——中医药文化。经过几千年的历史积淀，中医药文化在中原文明的沃土中生根开花、发展壮大，并从儒、道、释及华夏文明的多个领域中汲取精华和营养，逐渐在九州大地兴旺发达，一直传到五洲四海，为华夏文明增添了绚丽的色彩，为人类的健康做出了杰出的贡献。作为后人，作为中医药文化的传承者，不能忘记，这是我们的历史，这是我们的根脉。

中原古代医药名家留下的宝贵著作，积淀了数以千年的中医精华，养育了难以计数的杏林英才。实践证明，中医的成才之路，除了师承和临证以外，读书是最基本的路径。

为了保护和传承这笔宝贵的文化财富，让广大读者顺利阅读这些古籍，并进一步深入研究中原医学，我们组织了一批中医专家和从事中医文献研究的专家，整理编写了这套《中原历代中医药名家文库·典籍部分》。计划出版40余部，首批校注出版19部，随后陆续整理出版。此套丛书，均采用校注的形式，用简化字和现代标点编排，每本书前都有对该书基本内容和学术思想的介绍及校注说明，在正文中随文出校语，做注释，注文力求简明扼要，以便读者阅读。

对中医古籍的整理研究，既是对中医学术的继承，又是对中医学术的发展；既是对前人经验的总结，又是对后人运用的启示；既可丰富基础理论，又可指导临床实践。其意义深远，不可等闲视之。为了"振兴中医"和实现"中原崛起"这伟大的历史使命，我们这些生于斯、长于斯的中原中医学子，愿意尽一点绵薄之力。当然，由于水平所限，难免会出现一些缺点和错误，恳请学界同道和广大读者批评，以便我们及时修正。

此套丛书得以付梓，要诚挚感谢河南科学技术出版社的汪林中社长、李喜婷总编、马艳茹副总编等领导和医药卫生分社的同志们，是他们的远见卓识和辛勤劳作玉成了此事。承蒙著名中医文献专家、北京中医药大学钱超尘教授在百忙中为本套丛书作序，深表谢意。时值辞旧迎新之际，祝愿我们的中医事业永远兴旺发达。

许敬生

2014 年 1 月 5 日

于河南中医学院金水河畔问学斋

原书作者及书籍内容和学术价值简介

一、原书作者

　　《针灸易学》的作者是清代李守先，字善述，河南长葛茶亭（今河南省长葛县茶亭村）人。 清代乾隆嘉庆时期针灸医家。 根据《长葛县志·第六卷·太学生李公墓志铭》记载，李氏生于雍正十三年二月十五日，卒于嘉庆二十四年十月二十七日，著有《针灸易学》和《针灸述古》。

　　李氏一生自学成才，以善济世，重视针灸手法操作与临床实践积累，理论与实践俱丰。 对针灸的研读，"主以黄岐，旁及诸家之说"（《针灸易学·许序》，以下简称《许序》），"六年，未尝一日稍懈"（《针灸易学·自序》，以下简称《自序》），然因无名师传授技艺，未敢轻易动手医病。 直到他51岁时，才因当时疟疾严重流行，开始用针治病，起初"治三效一，更日治五效三。 由此复究其书，而无不效矣"（《自序》）。 在22天内，治愈疟疾患者437人之多，之后便"学治杂症"（《自序》），"更考核诸先生之书"，遂"因易入难，推所已知而及所未知"（《自序》），医术渐臻成熟，在十余年间，其"回生起疴至于千百"（《许序》）。 他有感当时的针灸书籍"古奥难窥，一入认穴，繁而且碎，句不可读，读不可记，指归要领，求之无从"(《自序》)，学习针灸者"习之数年，不能用一二针、医一二病"(《自序》)，遂"取其揣摩所以，与阅历之验于己者"(《许序》)，历时十年，至嘉庆三年(1798年)，以简捷明了的文句编成《针灸易学》，"以为后之君子便览之资云尔"(《自序》)。

书中雕版插图47幅，是他的学生王庭、万少峰、高肃和许冲等人绘制，同邑名士许天锡为此书作序。道光二十七年(1847年)之后的版本增加了72幅图，为后人所作，并取名为《绘图针灸易学》。

二、书籍内容与特色

《针灸易学》分上、下两卷。上卷包括针灸源流、手法、认症定穴三部分；下卷为寻穴。其中，上卷手法部分有手法歌、论修针、论取寸、论持针、论定神、四明高氏泻法、论退针、论合法、论晕针等内容；认症定穴部分有难经、纪氏治法、行针指要、百症赋治法、胜玉歌治法、天星秘诀歌治法、肘后歌治法、玉龙歌治法、治症总要治法、妇人门、小儿门、眼目门、疟疾门、伤寒门、四总穴名、论奇经八脉、灸法、以言治病法，督任头图、背部穴图、腹部穴图等内容。下卷寻穴包括寻穴歌、穴目，以及十二经穴、奇经入脉，经外奇穴等。

其中"以言治病法"最有特色。"以言治病法"阐述了七情活动在致病中的作用，提出"天地之气，常则安，变则病，圣人如持至宝，庸人妄为而伤太和，诸病皆生于气，分而为九，如喜、怒、悲、恐、寒、热、惊、思、劳也"。介绍了七情致病的临床表现和"以言治病"的方法，如"悲可以治怒，治以怆恻苦楚之言感之。喜可以治悲，治以谑浪亵狎之言娱之。恐可以治喜，治以邌迫死亡之言怖之。怒可以治思，治以污辱欺罔之言触之。 思可以治恐，治以思彼忘此之言夺之。 五者必诡诈百出，无所不至，方可动人耳目，若无才之人，不能用此法也"。 在"习医须知"中，列表介绍东南西北中五方与五脏、五志、六淫、五味的关系，指出虚补实泻所选用的穴位，说明五脏病症采用循经取穴，调理五脏气机，表达了整体观念在针灸临床上的应用。

该书的另一个特色是语言朴素生动，内容切合临床实用，便于普及推广。 古代针灸学著作大多深奥难懂，初学者难以学习掌握，加之有"兼怵其晕针之说"（《自序》），因此，自学针灸比较困难。为"广其传"（《许序》），让更多的人掌握这门技术，李氏用言简意赅、简明清晰、易读易懂的语言，简明的示图，说明深奥的针灸道理，为初学者提供入门的捷径。 全书不足2万字，涵盖了针灸手法及内、眼、妇、儿等科病症的选穴治疗。 为便于初学者习诵，李氏选取内容以古代歌赋为主，如"手法歌""行针指要歌""百症赋""胜玉歌""肘后歌""玉龙歌""千金穴歌""八脉交会八穴歌""八穴配合歌""十二经补泻歌""十二经分阴阳歌""寻穴歌"等，读之朗朗上口，益于记忆。

此外，李氏在表述十二经穴、奇经穴、经外奇穴时，配以图谱，图文并茂，一目了然。 尤其是所绘"八脉寻穴及治病图"和口眼㖞斜、头顶痛等病针灸治疗图，栩栩如生，过目难忘。

三、学术价值

1.大量摘取经典名篇，注重临床实践

李氏在书中大量摘录历代针灸典籍及各家精华，反映出崇尚经典，重视临床的学术特点，他阐述的手法内容，多选自《难经》《神应经》《针灸大成》等，各家手法歌包括修针、持针、定神、退针、合法、治晕针、转针补泻、生成息数、呼吸、徐疾等；认症内容选自《灵枢》和纪氏、扁鹊、长桑君、杨继洲等医著及名家之作，详细介绍内、妇、儿、眼等科病症治疗，卷末记述了四总穴名、千金穴歌。对五脏募穴、五脏俞穴、八会、八脉交会、八脉配合、十二经补泻、十二经分阴阳、灸法等针灸医理均有记载。他特别崇尚杨继洲的学术思想，大部分内容从《针灸大成》中摘录。

李氏论述补泻之术，皆本《灵枢》《素问》《针灸甲乙经》等古典医籍，如对泻法，"刺后得气，徐出针"的注解为："勿闭其穴，令走气也"（《针灸易学·四明高氏补泻》）；对补法"针进得气"的注释为"随吸而走出针，速按其穴，恐走气也"（《针灸易学·四明高氏补泻》）。在《手法歌》中指出："三阴三阳气血分，凝滞全凭用金针，左指点穴知真所，右手持针须静心。补要久留虚不虚，泻要去疾实不侵，转左阴中能生阳，旋右阳中可生阴。发明素难真玄妙，景仰岐黄秘诀深。"强调要遵《素问》《难经》经典旨要，对初学者正确掌握针刺补泻大有裨益。

临证选穴，李氏也十分重视寻经求典。如头痛、眩晕用百会；心胃疼取上脘；中风不省人事取人中、中冲、合谷、哑门、大敦；血崩漏下灸中极、子宫；大便不通取章门、照海、支沟、太白等，均遵《黄帝内经》《难经》之旨，本《针灸大成》等书，而定穴施治。

每篇内容，先简叙前人的观点，后附其本人的见解，寥寥数语，切中肯綮，解释得清清楚楚。如他在"玉龙歌治法"后说："先治周身疼痛多矣，必病人亲指出疼所，即以左大指或食指爪掐之，病人咬牙咧嘴，惊颤变色，若疼不可忍，即不定穴也，即天应穴也。右手下针，痛极必效。"（《针灸易学》）有的仅加按语一句，如在"五脏募穴"篇后有："按《难经》云：阳病行阴，故令募在阴"等，文字虽然不多，表达意思明确。

2.提出"首学手法，次学认症"，学习由浅入深、循序渐进的理念

李氏提出手法、认症、寻穴是学习针灸的三要素。倡导学习针灸，首先掌握针刺手法。初学针灸"手法不明，终身不医一病"（《针灸易学·附书一则》）。因此提倡初学者要"首学手法，次学认症"（《自序》），并在医著中将"手法"列于"认症""寻穴"等篇之前。

手法、认证、寻穴三个重要内容中，李氏认为手法是关键。他说"难不在穴，在手法耳"（《针灸易学·附书一则》）。若只"明于穴"而不懂手法，则一病亦难医；若掌握了手法而"因症寻穴，难者多而显，而易知者亦不少矣"（《自序》）者，则可先学习那些"显而易知"的穴位，如十二井穴、五募、八会、五俞穴、八脉主穴等，"得一二穴，从此以尺量之，以类推之，由浅入深，因此知彼"（《针灸易学·附书一则》），循序渐进。因此，学习的顺序要以手法为先，次学认症，再学寻穴。

李氏的"首学手法，次学认症，而以寻穴为末务"（《自序》）的学习理念，对今天的实践教学仍有指导意义。李氏这本突出实践的著作，对后世产生了较大的影响，如民国时期，中华书局编写的《针灸易知》等著作，其中就采用了李氏的目录编排方式及大部分针灸内容。

《针灸易学》这本书内容简明扼要，浅显易懂，便于掌握，是继元代王国瑞的《扁鹊神应针灸玉龙经》之后，又一部以实用为主的简明针灸读物，本书对初学针灸者，于临床时有一定的参考价值。

四、版本

现有清嘉庆三年撰者自刻本，道光二十七年刻本，清刻本，1916年上海广益书局出了石印本，1916年上海翠英书店石印本、1938年上海大文书局铅印本、1951年中医书局铅印本、1951年建文书局石印本、1954年上海锦章书局石印本和北京中国书店影印本。

本次校注，以嘉庆三年自刻本为底本，以清刻本为主校本，上海广益书局、建文书局、锦章书局石印本为参校本。

校注者

2013 年 12 月

《针灸易学》序

医道闳邃①，明其术者，可以保身利物，故名儒硕士，咸究肄②焉。 然治法有二：曰针灸，曰方药。 灸法从针，其在于古，针之所不及者，而后区之为方，剂之以药，二者相辅而行，无偏废也。独其经络窍会，寻之为难。 自汉唐以来，业斯术者，方家能手，专主方药，而针灸之传阙如。《灵枢》明文，治法徒存，识者惜之。吾邑李君善述，好学问，擢秀③六堂，尝思所以利赖斯民者而未得也。 固有志于此，主以黄岐，旁及诸家之说，按图披④籍，盖揣摩者至五六年而后试手，勤之至亦慎之至也。 其试手又十余年，回生起疴至于千百，阅历之久，间有神明于法之外者，所谓随气用巧，惟熟则然也。 君今以老，念针法之失传，爰⑤取其揣摩所以，与阅历之验于己者，约为一集，名曰《针灸易学》。 欲广其传，以登斯世于仁寿之域，此亦仁人君子之用心矣。 余嘉其志而乐道之，故于其将授梓也，为叙其事而弁⑥之书首。

　　　　嘉庆三年⑦季春⑧之望竹村许天锡谨序

【校注】

① 闳邃（hóngsuì 红岁）：指博大精深。

② 肄（yì 义）：指学习。

③ 擢（zhuó 啄）秀：喻人才秀出。

④ 披：阅读。

⑤ 爰：于是。

⑥ 弁：放在最前面。

⑦ 嘉庆三年：1798 年。

⑧ 季春：阴历三月。

《针灸易学》自序

针灸之法尚①矣，惟圣于医者能得其全，下此而能因易入难，推所已知，及所未知，当其应手，亦可有功于世，比于哲匠无二效也。 近有习之数年，不能用一二针、医一二病者，盖其书古奥难窥，一入认穴，繁而且碎，句不可读，读不可记，指归要领，求之无从。 兼怀②其晕针之说，手法不明，往往中止，业以难废，此惟不由其序之过也。 先少学针灸六年，未尝一日稍懈，特③无名师口授，总不信心，以为非吾能事也。 至乾隆五十一年，先已五十一岁，时疟疾十人而九，择其少壮医之，治三效一，更日治五效三，由此复究其书，而无不效矣。 计二十二日，获效四百三十七人。后学治杂症，有效有不效，用针多则内有约略，且更考核诸先生之书，医十得三者有矣，医十得五、得七者有矣，此亦因易入难，推所已知而及所未知者也。 至于深远详细，吾未有得，惟圣者能之耳。 兹将古法著之于前，愚见列之于后，浅而易知，显而易明，名曰《针灸易学》，以为后之君子，便览之资云尔。

附书一则：

先少学针灸，或止之曰穴难，不知难不在穴，在手法耳。 明于穴而手法④不明，终身不医一病。 明于手法，而因症寻穴，难者多而显，而易知者亦不少矣。 如十二井，易知也；五募、八会、五俞，易知也；八脉主穴，易知也。得一二穴，从此以尺量之，以类推之，由浅入深，因此知彼，而医亦成矣。先习此，首学手法，次学认症，而以寻穴为末务，盖所难不在此也。

嘉庆三年岁次戊午季春李守先善述氏识⑤

【校注】

① 尚：久远。

② 怵：恐惧。

③ 特：只是。

④ 手法：原作"手发"，据上下文义改。

⑤ 识（zhì 智）：记

目　录

《针灸易学》卷上

长葛茶亭李守先善述 **著**

男清吉惠亭 孙万山、海、江 **校字**

长葛许翀丰羽

洧川王庭炬普九 **参阅绘图**

受业 禹州万少峰云亭

新郑高肃时雨

针灸源流①

《素问》十二卷，世称黄帝、岐伯问答之书。及观其旨意，殆非一时之言，而所撰述，亦非一人之手。刘向②指为诸韩公子所著，程子③谓出战国之末，而其大略正如《礼记》④之萃于汉儒，而与孔子、子思⑤之言并传也。盖《灵兰秘典》《五常正大》《六元正纪》等篇，无非阐明阴阳五行生制⑥之理，配象合德，实切于人身。其诸色脉病名，针刺治要，皆推是理以广之，而皇甫谧⑦之《甲乙》，杨上善⑧之《太素》，亦皆本之于此，而微有异同。医家之纲法，无越于是书矣。然按《西汉⑨·艺文志》，有《内经》十八卷及扁鹊名，白氏云：《内经》凡三家，而《素问》之目乃不列，至《隋·经籍志》始有《素问》之名，而指为《内经》。唐王冰乃以《九灵》九卷，牵合《汉志》之数，而为之注释，复以《阴阳大论》托为张公所藏，以补其亡逸，而其用心亦勤矣。惜乎朱墨⑩混淆，玉石⑪相乱，训诂失之于迂疏，引援或至于未切。至宋林亿⑫、高若讷⑬等，正其误文，而增其缺义，颇于冰为有功。

《难经》十三卷，秦越人祖述⑭《黄帝内经》，设为问答之辞，以示学者。

《子午经》一卷⑮，论针灸之要，撰成歌诀，后人依托扁鹊者。

《千金方》唐孙思邈所撰。至引导⑯之要，无不周悉。

《十四经发挥》三卷，许昌滑寿⑰伯仁，传针法于东平高洞阳，得其开阖流注交别之要。而施治功,以尽医之神妙。

《神应经》一卷,乃宏纲陈会⑱所撰。先著《广爱书》十二卷,虑其浩瀚,独取一百一十九穴,总成一帙,以为学者守约之规,南昌刘瑾校。

《古今医统》《乾坤生意》⑲《医学入门》⑳《医经小学》㉑中取关于针灸诸姓氏,各见原书。

《玄机秘要》㉒,三衢㉓继洲杨济时家传著集。

《针灸大成》,总辑以上诸书,类成一部,分为十卷,委晋阳靳贤㉔选集校正。后人习学,屡试屡效。

【校注】

① 针灸源流:见《针灸大成·卷一》针道源流,摘录时略有改动。而《针灸大成》的针道源流的内容,主要是引用高武的《针灸聚英》和《针灸素难要旨》。

② 刘向:原名更生,字子政(约前77—前6),祖籍沛丰邑(今江苏丰县)。西汉经学家、目录学家、文学家。

③ 程子:指程颢(1032—1085)、程颐(1033—1107)弟兄二人而言,他们是北宋著名的理学家,世称"二程"。

④ 《礼记》:亦称《小戴礼记》,是中国古代一部重要的典章制度书籍,儒家经典之一,相传为西汉戴圣编纂。

⑤ 子思:姓孔,名伋,字子思(前483—前402),孔子嫡孙,终年82岁。春秋时期著名的思想家。

⑥ 五行生制:用五行生、克和相侮、相乘等理论以阐述五脏之间互相依存,互相制约的关系。与阴阳学说贯通一起,可以认识到防治疾病的道理。

⑦ 皇甫谧:幼名静(215—282),字士安,自号玄晏先生。安定朝那(今宁夏固原东南,一说甘肃灵台境内)人。撰《针灸甲乙经》《元晏先生集》等书。在医学史和文学史上都负有盛名。

⑧ 杨上善：初唐时人，正史无传，生卒年不详，官至太子文学，编有《黄帝内经太素》三十卷。此书保存了早期的《素问》风貌，是研究《黄帝内经》的重要参考书。

⑨ 西汉：当为"汉书"。

⑩ 朱墨：王冰原注本用红色书写注文，以示与原文（黑色）区别。后原本佚，故称"朱墨混淆"。

⑪ 玉石：喻真伪。

⑫ 林亿：宋熙宁年间为光禄卿直秘阁，同高保衡校正《黄帝内经》。

⑬ 高若讷：宋皇祐五年（1053 年）为观文殿学士，因母病遂兼通医书。史载曾校《伤寒杂病论》《千金方》等书。

⑭ 祖述：效法遵循前人的学说或行为。

⑮ 《子午经》一卷：《子午经》，旧题周秦越人撰。一卷，内载针灸歌诀。宋代《郡斋读书后志》称："论针砭之要，成歌咏，后人依托者。"现残存针灸避忌部分收于《说郛》第 109 卷。

⑯ 引导：《针灸大成》中作"导引"。

⑰ 滑寿：元末明初医学家，字伯仁，晚年自号撄宁生，祖籍许州襄城（今属河南），迁居仪真（今江苏仪征），后定居余姚（今浙江）。先从王居中学医，后又从高洞阳学针法，著有《十四经发挥》《读素问钞》《难经本义》《诊家枢要》等。

⑱ 宏纲陈会：陈会，字善同，号宏纲，丰城横江里人。为席弘第十世席信卿之徒。陈会传徒 24 人，包括南昌刘瑜（永佩）、刘瑾（永怀）兄弟等人。刘瑾于 1425 年奉命将陈会的《广爱书》选编成《神应经》。

⑲ 《乾坤生意》：明代朱权撰。综合性医书，二卷，约刊于明永乐四年（1406 年）。内容分述用药大略、运气、各科病证治法及丹药、膏药、针灸等，卷帙不多，包罗颇广。现存明刻本。

⑳ 《医学入门》：明代李梴著，共 8 卷。内容包括历代医家传略、保养、运气、经络、脏腑、诊脉、针灸、本草、方剂，以及外感内伤病机、内外妇儿各科疾病证治等。

㉑ 《医经小学》：明代刘纯著，共六卷。分本草、脉诀、经络、病机、治法和运气六门，都是以韵语为文，是学习中医的主要著作。

㉒ 《玄机秘要》：指杨继洲家传的《卫生针灸玄机秘要》。

㉓ 三衢（qú 渠）：地名，今浙江衢州常山县。

㉔ 靳贤：晋阳（今山西太原境内）人，明万历二十九年（1601 年）赵文炳委派靳贤选集校注《针灸大成》。

一、手法

手法歌、修针、取寸、持针、定神、补泻法、退针、合法、晕针。

手法歌①

三阴三阳气血分，凝滞全凭用金针，左指点穴知真所，右手持针须静心。

补要久留虚不虚，泻要去疾实不侵，转左阴中能生阳，旋右阳中可生阴②。

发明素难真玄妙，景仰岐黄秘诀深。诚欲劳心劳力学，必往愈明愈哲寻。

譬如闭户造车辆，出门合辙值千金。企望志士细推此，机秘千载有知音。

论修针

古针有九，先屡造，总不如法，后得吾师口授，用缝衣大钢针一个，长二寸，或一寸五分三棱针一个，皆以铜丝缠其首，极紧，留下三分，已足用矣。钢针即古毫针也，医百病，内有手法列后；三棱针刺而即出，出血，无手法，曰泻针，医百病。毫针去锋，遇筋筋躲，逢骨骨顶，不伤肌肉；三棱针不去锋，便出血也。以金造针更佳。外一针二穴，用长针五六寸。

又偶断针者，再将原针穴边复刺一针补之，即出。或用磁石引针出。磁石即吸铁石。

论取寸③

人有高低，因寸有长短。取病人手中指中节，屈指二横纹头为一寸，刺手足并背横量用之。病人仰卧后，心蔽骨④头下，至脐边，以稻草量定掐之，分为八寸。无蔽骨，取歧骨⑤下分为九寸，去一寸，仍八寸，刺腹上下用之。病人两乳间，以稻草量定，分为八寸，刺腹横量用之。病人前眉心至大椎，分为一尺八寸，刺头面用之。病人目内眥至外眥为一寸，刺头横量用之。

论持针

将穴认真，医以左手大指甲或以次指甲，掐定，用力重掐，病家觉麻木走气，或动脉应手，即得穴也，右手大指、次指持针刺之。观针如不光明，插地十余下自明。新针先以口温而后刺，刺过几人，成熟针也，不必温。

论定神

当刺时，医言勿惊，虚点几针，病家不惧而后刺之。医家气象从容，目无旁视，心无别营，手如握虎⑥，势若擒龙，用针自无不妙。

四明高氏⑦补泻

《拔萃》⑧云：泻法，令病人咳嗽一声，撚针入腠理⑨。病人吸气一口，针至六分，觉针沉涩，复退三分，再觉沉涩，更退针一豆许，仰手转针头向病所，以手循经络扪至病所，合手回针⑩，引气直过针所三寸，随呼⑪徐徐出针，勿闭其穴，令走气也。命之曰泻。补法，令病人咳嗽一声，捻针入腠理，病人呼气一口，纳针至八分，觉针沉紧，复退一分，更觉沉紧，仰手转针头向病所，依前循扪其病所，气至病所，随吸⑫而走出针，速按其穴，恐走气也。命之曰补。上言沉紧者，气至也。古云：气至速而效速，气至迟而效迟，候之不至病危。又云：呼不过三，吸不过五。

《明堂》⑬云：当补之时，候气至病所，更用生成之息数，令病人鼻中吸气，口中呼气，病家自觉热矣。当泻之时，使气至病所，更用生成之息数，令病人鼻中出气，口中吸气，按所病之处，病家自觉清凉矣。

《神应经》转针泻法：针男女左边，医用右手大指向前，食指向后◔。针男女右边，医用左手大指向前，食指向后◑，皆外转◔◑为泻。补法：针男女左边，医以右手食指向前，大指向后◎。针男女右边，医以左手食指向前，大指向后◎，皆内转◎◎为补。至于男背上中行左转为补，右转为泻。腹中行右转为补，左转为泻。女背中行右为补而左为泻，腹中行左为补而右为泻，盖男子背阳腹阴，女子背阴腹阳，男女不同，惟此耳。

凡泻皆以六数，一六、二六、三六、四六、五六、六六。有用三六、有六六，不同。凡补皆以九数，一九、二九、三九、四九、五九、六九、七九、八九、九九。一次三九，二次三九，三次三九，九九八十一数。又治热针去疾，治寒针久留。提针为补为热，插针为泻为寒。

论退针⑭

先疼至不疼时宜退针，先不疼至疼时宜退针，即先紧至不紧时出针，先不紧至紧时出针之谓也。

论合法⑮

凡出针以指头肚急按穴眼，勿泄其气，使不出血，复以土按穴上，多揉为妙。如血多揉必止，此止血法也。再令病人不时揉之，永无后患。

今人习针少而用药多者，恐晕针也。独不知晕针者无不获效，用药不当，难以保全。针与药较，针易而药难也，胡不学。晕针详后。

论晕针[16]

　　神气虚也。古云：色脉不顺而莫针，并忌风雨雪阴天，及醉劳房事，惊饥居丧之人。先治三千余人，男晕针者十六人，女晕针者一人。初以指甲掐病人十指甲盖上一分肉上[17]，晕者即醒，今以指甲掐病人鼻下正中肉上[18]，醒而方去，较前更捷。然晕针者，必获大效，以血气交泰[19]之故，俗云，针不伤人，此之谓也。

　　南丰李先生[20]治晕针法，晕针不可起针，宜以别针就旁刺之，用袖掩病人口鼻回气，与热汤饮之即醒，良久再针。甚者针手膊上侧筋骨陷中，即虾蟆肚肉上，名醒醒穴[21]。或三里穴即醒，其病必愈，若起针坏人。

【校注】

① 手法歌：见《针灸聚英》《针灸大成》，名为"刺法启玄歌"，阐述有关针刺之理。内容略有改变。

② 转左阴中能生阳，旋右阳中可生阴：为捻转补泻，宣行荣卫的方法。左转，从阳为补；右转，从阴为泻。《针灸大成·经络迎随设为问答》："左转从子，能外行诸阳，右转从午，能内行诸阴。"

③ 论取寸：本文手指同身寸见《千金要方》，骨度分寸见《灵枢·骨度》，李氏对这些方法的具体使用作了说明。

④ 蔽骨：又称鸠尾，指胸骨剑突部。

⑤ 歧骨：指左右第七肋软骨会合于胸骨处。《医宗金鉴·正骨心法要旨》："歧骨者，即两凫骨端相接之处，其下即鸠尾骨也。"

⑥ 心无别营，手如握虎：此语见《素问·宝命全形论》"如临深渊，手如握

虎，神无营于众物"。

⑦ 四明高氏：指高武。四明，地名，浙江宁波府的旧称。

⑧ 《拔萃》：即《济生拔萃》，医学丛书。元代杜思敬辑，刊于 1308 年。择要辑录金元时期医著十九种。

⑨ 理：原作"裡"，据《针灸聚英》改。

⑩ 合手回针：回，原作"迴"，据《针灸聚英》改。"合手"是与"仰手"相对而言，在将针扳倒以使针尖朝向病所之后，再俯手（亦称合手）将针立起（回针），这样手一仰一合，针便一倒一立，用此法行针，易于引气上行。

⑪ 呼：原脱，据《针灸聚英》补。

⑫ 吸：原作"呼"，据《针灸聚英》改。

⑬ 《明堂》：《明堂经》，又称《黄帝明堂经》。我国古代的针灸专著。撰人未详，约成书于秦汉之际。

⑭ 论退针：本篇指出退针时机"疼至不疼""不疼至疼"，《刘涓子鬼遗方》曾作为施灸用量的依据。李氏演变为出针的指征，"先紧至不紧"时出针切合临床；"先不紧至紧"时不可出针需待"不紧"。明代刘纯在《医经小学·卷五》说："凡出针不可猛出，必须作两三次，徐徐转而出之，则无血，若猛出者必见血也。"

⑮ 合法：指刺后按压腧穴。"复以土按穴上"的方法现已不用。

⑯ 论晕针：李氏提出晕针的原由是"神气虚"，记载他临床的体验，刺人中、井穴治晕针，并指出晕针与疗效有一定的关系。

⑰ 十指甲盖上一分肉上：即井穴。

⑱ 鼻下正中肉上：即人中穴。

⑲ 泰：安定平和。

⑳ 南丰李先生：即李梴，明代嘉靖至万历时，江西南丰县人，著有《医学入门》。

㉑ 醒醒穴：又名夺命穴。当肩髃穴与尺泽穴连接之中点处。主治晕厥、上臂痛等。

二、认症定穴

难 经

六十一难曰：经①言望而知之谓之神②，闻而知之谓之圣③，问而知之谓之工④，切脉而知之谓之巧⑤，何谓也？

盖⑥望而知之者，望见其⑦五色，以知其病。

《素问·五脏生成篇》云：色见青如草滋，黄如枳实⑧，黑如炲⑨，赤如衃血⑩，白如枯骨者皆死。青如翠⑪羽，赤如鸡冠，黄如蟹腹，白如豕膏⑫，黑如乌翎者皆生。

闻而知之者，闻其五音以别其病。

四明陈氏曰：五脏有声，而声有音，肝声呼，心声笑，脾声歌，肺声哭，肾声呻。常则安，变则病，闻何声，则知何经之病也。

问而知之者，问其所欲五味，以知其病所起所在也。所欲者偏嗜、偏多食之物也。

切脉而知之者，诊其寸口，视其虚实，以知其所病在何脏腑也。

王氏脉法讚曰：脉有三部，尺寸及关，荣卫流行，不失衡铨⑬。肾沉心洪，肺浮肝弦，此自常经，不失铢钱⑭，出入升降，漏刻⑮周旋，水下二刻，脉一周身，旋复寸口，虚实见焉。

经言：以外知之曰圣，以内知之曰神，此之谓也。

凡认真病名，详察后书，诸先生认症定穴，相对不二。病名之下，开用何穴，有二、三、五、六穴不等者。即病，知用何穴。再查穴目录，穴下有号，查号知穴在何处，记心其穴，或针几分，或灸几壮，或补或泻，或迎或随，或半补半泻[16]，以活经络。或飞经走气[17]，引导气血。或久留，或去疾。或提或插，或出血或不出血，俱在前手法之内也。先屡用屡效。

凡后言穴不言针灸者，以针刺之。言灸不言针者，禁针也。言针不言灸者，禁灸也。又言三分五分者，针刺三分五分深也。言三壮五壮者，艾灸三壮五壮也。

《灵枢·杂症论》[18]：人身上部病，取手阳明大肠；中部病，取足太阴脾经；下部病，取足厥阴肝经；前膺病，取足阳明胃经；后背病，取足太阳膀胱经[19]。取经者，取经中之穴也。一病可选一二穴治之。

纪氏治法[20]

纪氏曰：井之所治，皆主心下满；荣之所治，皆主身热；俞之所治，皆主体重节痛；经之所治，皆主喘嗽寒热；合之所治，皆主逆气而泄。

【校注】

① 经：指《黄帝内经》。《素问·阴阳应象大论》《素问·脉要精微论》《素问·平人气象论》等篇对诊法的原理、具体方法及内容作了论述。《难经》明确提出望、闻、问、切四诊的概念。

② 神：精湛微妙。

③ 圣：明于事理。

④ 工：技术熟练。

⑤ 巧：技术精巧。

⑥ 盖：《难经·六十一难》作"然"。

⑦ 其：原无，据《难经·六十一难》补。

⑧ 枳实：药名，色青黄。

⑨ 炱（tāi 台）：黑黄，晦暗无光。

⑩ 衃（pī 丕）血：指瘀血。王冰说："谓败恶凝聚之血，色赤黑也。"

⑪ 翠：指翡翠，鸟名，青羽者名翠鸟。

⑫ 豕膏：即猪的脂肪。

⑬ 衡铨：称量轻重的器具，此喻作正常法度。

⑭ 铢钱：古代的重量单位，此指极轻微的分量，丝毫的意思。

⑮ 漏刻：古代计时的水漏，一昼夜为百刻，约合现代的二十四小时。

⑯ 半补半泻：补泻兼施。

⑰ 飞经走气：针刺术语。指催行经气的一些针刺手法。《金针赋》："若夫过关过节催运气，以飞经走气，其法有四。"即青龙摆尾、白虎摇头、苍龟探穴、赤凤迎源。

⑱ 《灵枢·杂症论》：查《灵枢》无此篇。

⑲ 足太阳膀胱经：原为足太阳经膀胱，据文义改。

⑳ 纪氏治法：原无，据目录补。纪氏，即纪天赐，字齐卿，金代泰安人，著有《难经集注》五卷，佚。文中的内容见《难经·六十八难》。

行针指要歌①

针风②：先向风府、百会中。

针水③：水分、侠脐上边取。

针结④：针着大肠、泻水穴。

针劳⑤：膏肓及百劳。

针虚：气海、丹田、委中奇。

针气：膻中一穴分明记。

针咳：肺俞、风门须用灸。

针痰：先针中脘、三里间。

针吐：中脘、气海、膻中补。

翻胃吐食⑥一般医，针中奇妙少人知。

【校注】

① 行针指要歌：见《针灸聚英》，歌中列举风、水、结、劳、虚、气、咳、痰、吐等常见病症的有效治疗穴位。

② 风：分为外风和内风。外风可见恶风、自汗、发热等症状；内风可见昏厥、麻木、眩晕等症状。《针灸聚英》记载取风门、气海。《针灸大成》记载取风府、百会。

③ 水：指水湿停滞气机受阻，出现的头昏困倦、脘腹胀满、纳化呆滞、肢体沉重等。

④ 结：指病邪蕴结于经脉，阻碍气血运行。

⑤ 劳：久病则虚，虚极为劳。《针灸聚英》记载取风门、膏肓。《针灸大成》记载取膏肓、百劳。

⑥ 翻胃吐食：指朝食暮吐或暮食朝吐的症状。

聚英先生《百症赋》①认症定穴治法

头风②：囟会、玉枕。

面肿虚浮：水沟、前顶。

梦魇③不宁：厉兑、内庭。

带下产崩④：冲门、气冲。

头痛：强间、丰隆。

耳聋气闭：听会、翳风。

发狂奔走⑤：上脘、神门。

月潮违限⑥：天枢、水泉。

目眩⑦：支正、飞扬。

目中漠漠⑧：攒竹、三间。

惊悸怔忡⑨：阳交、解溪。

大肠不收：外丘。

目黄：阳纲、胆俞。

目觉䀮䀮⑩：养老、天柱。

反张悲哭：天冲、大横。

偏头痛：悬颅、颔厌。

攀睛⑪：少泽、肝俞。

项强伤寒：温溜、期门。

岁热时行⑫：陶道、肺俞。

耳中蝉噪：听会。

泪出：临泣、头维。

舌下肿痛：廉泉、中冲。

风痫⑬常发：神道、心俞。

雀目⑭：睛明、行间。

牙疼：耳门、丝竹空。

鼻中衄血：天府、合谷。

湿寒湿热：下髎。

热病不汗：大都、经渠。

口喎：颊车、地仓。

颔肿口噤：阳谷、侠溪。

厥寒厥热⑮：涌泉。

肠鸣：下脘、陷谷。

喉痛：液门、鱼际。

血虚口渴⑯：少商、曲泽。

寒慄⑰恶寒：二间。

胸胁满：章门。

转筋⑱：金门、丘墟。

舌缓⑲不语：哑门、关冲。

烦心呕吐：阴郄。

膈痛⑳：膻中、巨阙。

失音：天鼎、间使。

项强恶风：束骨、天柱。

水肿脐盈㉑：阴陵、水分。

胸停瘀血：肾俞、巨髎。

脊强：水道、筋缩。

两臂顽麻：少海、三里。

痨瘵㉒传尸：魄户、膏肓。

痉病：颅囟。

脐风㉓：然谷。

腋肿：委阳、天池。

半身不遂：阳陵、曲池。

中邪霍乱㉔：阴谷、三里。

消渴：行间、涌泉。

腿疼：后溪、环跳。

胸中苦闷：建里、内关。

倦言嗜卧：通里、大钟。

鼻痔㉕：龈交。

瘿气：浮白。

癫疾：身柱、本神。

心下悲凄：听宫、脾俞。

咳嗽连声：肺俞、天突。

肠下新血：长强、承山㉖。

发热：中冲、曲池。

胁肋疼痛：气户、华盖。

小便赤涩：兑端、太阳。

白浊遗精：气海、三阴。

黄疸：后溪、劳宫。

胸满噎塞㉗：中府、意舍。

食谷不消：脾俞、膀胱俞㉘。

经事改常：地机、血海。

五淋㉙：肓俞、横骨。

胸满项强：神藏、璇玑。

胃冷不化：魂门、胃俞。

女子漏血：交信、合阳。

盗汗：阴郄、后溪。

背连腰痛：白环、委中。

隐中热极：肩髃、阳溪㉚。

痢疾：中脘。

痔瘤㉛：商丘。

无子：阴交、石关。

瘰疬疮㉜：五里、臂臑。
寒疟㉝：商阳、太溪。
痃癖㉞：冲门、血海。
唇㖞：太冲。
鼻内无闻：通天。

【校注】

① 《百症赋》：见明代高武的《针灸聚英》。因论述多种病症的针灸辨证论证，配方取穴，故名之《百症赋》。

② 头风：指头痛经久不愈，时作时止者，痛势一般较剧，治疗以局部取穴为主。

③ 梦魇（yǎn 眼）：梦中遇可怕的事而呻吟、惊叫。

④ 产崩：指妇女产后胞宫突然大量出血。

⑤ 发狂奔走：指神志失常、狂乱、坐卧不安。

⑥ 月潮违限：指月经周期失常。

⑦ 目眩：指眼目昏花。

⑧ 目中漠漠：指眼睛看东西模糊不清。

⑨ 怔忡：指心跳剧烈的一种病症，跳动往往上至心胸，下达脐腹。

⑩ 目觉䀮䀮：目昏暗、视物不清。

⑪ 攀睛：症见淡赤胬肉由眦角发出，似昆虫翼状，横贯白睛，渐侵黑睛，甚至掩及瞳神，自觉磣涩不适，影响视力。又名“攀睛胬肉”。

⑫ 岁热时行：指一年中的某个季节发生的流行性的温热病。

⑬ 风痫：痫的一种。指外感风邪所致之抽搐。此病常因先天不足，脾虚痰盛，气机升降失调，痰蒙心窍，风邪乘之而发作。

⑭ 雀目：即夜盲症。

⑮ 厥寒厥热：厥寒即寒厥，以四肢逆冷、身寒面青、大便溏薄，甚至昏倒等症状为主。厥热即热厥，主症为身热面赤、口干便秘，甚至不省人事。

⑯ 血虚口渴：因津血同源，血虚津伤，引水自救，则口渴。

⑰ 寒慄：自觉寒冷，且躯体颤振。多见于热病，是因里热炽盛，阳气不得外越所致。

⑱ 转筋：俗称"抽筋"，多由血气不足，风冷或寒湿侵袭所致。

⑲ 舌缓：即舌本转动不灵。暴病以风疾为患，久病多血虚风动。

⑳ 膈痛：指胸膈有水停滞，而发作疼痛。

㉑ 水肿脐盈：水湿内停，充斥皮内，症见腹部的皮肤紧张，脐窝消失。

㉒ 痨瘵（zhài 债）：为虚劳、传染病，病变在肺，相当于肺结核。

㉓ 脐风：即新生儿破伤风。

㉔ 霍乱：指烈性肠道传染病，临床上以剧烈无痛性泻、吐为特征。

㉕ 鼻痔：又名鼻息肉。

㉖ 长强、承山：原作"气海、三阴"，据《针灸聚英》改。

㉗ 噎塞：指饮食入咽而阻碍不下，吞咽困难。

㉘ 俞：原脱，据《针灸聚英》补。

㉙ 五淋：即热淋、气淋、血淋、石淋、膏淋。

㉚ 溪：原作"维"，据《针灸聚英》改。

㉛ 痔瘤：即痔疮。

㉜ 瘰疬疮：俗称"老鼠疮"，指瘰疬破溃后久不收口者。

㉝ 寒疟：指发作时寒多热少或但寒不热。

㉞ 痃癖：指脐旁或两胁部有肿块。

继洲杨先生《胜玉歌》①认症定穴治法

头痛眩晕：百会。

心疼脾痛：上脘。

脾痛②背痛：中渚泻。

膝肿：行间。

头风眼痛：上星。

头项强急③：承浆。

牙腮疼紧：大迎。

胃冷：下脘。

颔肿喉闭④：少商。

中风吐沫：人中、颊车。

疟后痞满⑤：章门。

耳闭⑥：听会。

目内红肿：丝竹、攒竹。

臂背疼痛：三里。

头风头痛：灸风池。

瘰疬⑦：少海、天井。

大便泄泻：灸天枢。

一切气症：气海，针灸。

小肠气痛⑧：归来、中髎。

筋疼：支沟。

心热口臭⑨：大陵。

胎衣⑩不下：阴交。

遗精白浊⑪：心俞。

脚气⑫：复溜。

五痫⑬：后溪、鸠尾、神门。

腿股痠⑭：环跳、风市、阴市。

黄疸：至阳。

髀疼：肩井。

眼疼：清冷渊⑮，针。

筋拘挛⑯：尺泽，针。

行步艰难：中封、太冲。

脚背痛：商丘。

脾心痛⑰：公孙，针。

疟多寒热：间使、大杼。

噎气吞酸：膻中七壮。

臁疮⑱：血海。

手难执物：曲池、合谷。

膝肿如斗：膝眼、委中。

两股转筋：承山。

疝气⑲：大敦，灸。

肝血盛⑳：肝俞泻。

跟骨痛：昆仑、绝骨、丘墟。

霍乱，心痛，吐痰涎：巨阙，灸。

痰涎咳嗽，小儿吼闭：肺俞、天突、筋缩。

肾败㉑腰疼，小便频：肾俞，灸。

腰痛：中空从肾俞下量三寸，各开三寸是穴。灸十四壮，向外针一寸半。此即膀胱经之中髎也。

【校注】

① 《胜玉歌》：杨继洲将自己的家传经验编成的歌诀。 玉，指元代王国瑞《扁鹊神应针灸玉龙经》一书中的《玉龙歌》，杨氏认为此歌有超越《玉龙歌》之处，取名《胜玉歌》。 见《针灸大成》。

② 脾痛：指出现在中焦部位的疼痛。

③ 头项强急：指由风寒引起的头项强直，筋脉拘急，不能前后仰俯或左右回顾等难以活动的症状。

④ 颔肿喉闭：指咽喉部突然肿痛，呼吸困难，吞咽不适。

⑤ 痞满：指胸腹间气机不畅胀满的感觉。

⑥ 耳闭：指耳窍闭塞，气机阻滞，轻则重听，重则耳聋。

⑦ 瘰疬：指颈部缓慢出现豆粒大小圆滑肿块，累累如串珠，不红不痛，溃后脓水清稀，夹有败絮状物，易成瘘管为主的疾病。 相当于颈淋巴结结核。

⑧ 小肠气痛：属疝的一种。 症见少腹疼痛，阴囊偏坠肿痛，上连腰部或下腹，气上冲心胸，直达咽喉。

⑨ 心热口臭：指心火上逆，口出秽臭之气。

⑩ 胎衣：指胎盘。

⑪ 遗精白浊：指阴茎中发生热痛，时时流出秽浊如脓的浊液。

⑫ 脚气：由于血虚气弱，水寒或湿热之邪侵袭下肢，使经络与气血壅滞不通所致的病症。 多表现为两脚软弱，弛缓无力，挛急，不便行走等症状。 浮肿者为湿脚气，不肿者为干脚气。

⑬ 五痫：即马、羊、鸡、猪、牛五种痫病，因其发病时，口中所发出的声音类似五畜，故命名"五痫"。

⑭ 腿股瘆：指大腿难以转侧，酸重麻木，不能屈伸，步行困难。 股：原作"骨"，据《针灸大成》改。

⑮ 清冷渊：原为"清冷泉"，据《针灸大成》改。

⑯ 筋拘挛：此指筋脉拘牵挛急，不能自由伸屈。

⑰ 脾心痛：指心胸、胃腹部急性发作疼痛。

⑱ 臁疮：指小腿慢性溃疡。 症见局部初起痒痛红肿、破流脓水，甚则腐烂、皮肉灰暗、久不收口。

⑲ 疝气：指少腹疼痛连及上下，或睾丸肿痛，控引少腹的病症。 与肝气不舒有关。

⑳ 肝血盛：指肝由热邪血盛或气郁化热引起的病症，如烦闷、口苦等。 严重的可见狂躁、不得安卧等症状。

㉑ 肾败：虚劳五种坏证之一。 一指阴肿囊缩为肾败；一指泄泻不止为肾败。

《长桑君天星秘诀歌》[①]认症定穴治法

胃中宿食：三里、璇玑。

脾病：气血、阴交、合谷。

小肠连脐痛：阴陵泉、涌泉。

手臂拘挛：肩髃。

肚腹浮肿：水分、建里。

寒疟②面肿肠鸣：合谷、内庭。

胸膈痞满：阴交、承山。

小肠气痛③：长强、大敦。

牙疼头疼喉痹④：二间、三里。

冷风湿痹：环跳、阳陵泉。

指痛挛急：少商。

脚气瘥疼：肩井、三里、阳陵泉。

转筋眼花：承山、内踝。

鬼邪：间使。

足缓难行：绝骨、条口、冲阳。

【校注】

① 《长桑君天星秘诀歌》：见明代朱权的《乾坤生意》。"长桑君"相传为扁鹊之师。见于《史记·扁鹊仓公列传》。此系托名而已。本歌根据证之标本、缓急而定出取穴的主次先后，所列各证都配以穴位主治。

② 寒疟：指寒气内伏，复感风邪而发的疟疾，临床以寒多热少为主。

③ 小肠气痛：指少腹疼痛牵引睾丸，连及腰脊。

④ 喉痹：指咽部红肿疼痛，或干燥，有异物感，或咽痒不适、吞咽不利等为主要表现的病。

聚英先生《肘后歌》①认症定穴治法

头顶痛眼不开②：涌泉。

哮喘不寐③：丰隆，三分。

阴核肿如升大：百会，灸。

手背拘挛不仁④：尺泽。

腰膝强痛：交信。

狂言盗汗见鬼⑤：间使。

骨寒髓冷火烧⑥：灵道。

胁痛腿痛⑦：后溪。

头面疾：至阴。

脚腿疾：风府。

两足两肋难伸：飞虎。

狂言盗汗：间使。

心胸病⑧：少府。

脐病：曲泉。

刚柔二痉⑨，口噤⑩目合面红：少商针出血，阴包。

膝肿痛：尺泽、曲池、风府。

破伤风⑪：患处多灸。

风痹痿厥⑫：大杼、曲泉。

肩背病：中渚。

腰腿疼：大都。

腰背挛急⑬：曲池，寸五。

膝股⑭肿：太冲泻。

五痔⑮，血热也：承山。

腰软：委中。

【校注】

① 《肘后歌》：载于《针灸聚英》。论述了 35 种疾病的取穴，强调五输、八

　会、募穴等特定穴的选用。

② 头顶痛眼不开：指头顶疼痛剧烈，眼目不睁症状的出现，一般多与眩晕有关。

③ 哮喘不寐：指因哮喘发作，不能平卧，导致夜不能寐。《肘后歌》说"哮喘发来寝不得，丰隆刺入三分深"。

④ 不仁：指手肢麻木，感觉不灵敏。

⑤ 狂言盗汗见鬼：是由于心阴虚，内热盛所出现的神智错乱。狂言，是狂躁刚暴，骂言不避亲属。盗汗，是睡眠时汗出，醒则汗止。见鬼，指神志失常的表现。

⑥ 骨寒髓冷火烧：指寒极反见热的假象，表现为热在皮肤，寒在骨髓，属里真寒外假热的病证。

⑦ 痛：原作"义"，据《针灸聚英》改。

⑧ 心胸病：指心痛、心烦、胸闷等。

⑨ 刚柔二痉：指四肢筋脉牵引拘急、项强背反张的病。刚痉，以发热恶寒、无汗为特征。柔痉，以发热汗出、不恶寒为特征。

⑩ 口噤：指牙关紧闭。

⑪ 破伤风：凡因外伤跌仆、金刃竹木刺伤等原因，使风邪从创伤处侵袭经络，发生牙关紧闭、四肢抽搐、角弓反张、颈项强直、面现苦笑等危症。

⑫ 风痹：指肢体酸痛、游走无定处。痿厥：即四肢寒冷、酸软无力。

⑬ 腰背挛急：指腰背部筋脉挛急、疼痛。

⑭ 股：原作"骨"，据《针灸聚英》改。

⑮ 五痔：即牡痔、牝痔、脉痔、肠痔、血痔。

扁鹊先生《玉龙歌》①认症定穴治法继洲杨先生注解

头风呕吐，眼昏花：神庭补泻②。

耳聋、瘰疬、痛痒、肿疮：翳风、听会皆泻。

寒湿脚气肿痛：阴交、三里、绝骨。

腹中气块疼：内关补泻。如大便不通，泻之。

腹中疼痛、胁痛、闭结③：大陵、外关、支沟。

九种心痛及脾疼④：内关、上脘、中脘。

呆痴不识尊卑骂人：神门泻。

夜梦鬼交：心俞、白环俞、气海两旁灸。

翻胃吐食，黄疸：腕骨针，中脘灸。

传尸劳⑤，痰多气喘：涌泉、丰隆泻；丹田，灸。

满手生疮，气攻心胸：大陵泻，劳宫。

肾强疝气如死人：关元、大敦。

腹满水胀：水分⑥、水道、三里，阴交，灸。

膝盖红肿：阳陵、委中、阴陵出血。

偏正头风：丝竹透率谷。如有痰饮，风池横刺透风府，补泻，十一壮。如无痰饮，合谷针至劳宫，灸二七。

面上诸症：尺泽皆治。

伛症：不伸也。补曲池，泻人中。

偻症：不起也。补风⑦池，泻绝骨。

中风不语：囟会、百会皆灸。

肾弱腰痛：肾俞多灸。

腕中无力：腕骨补泻。

脾家寒热：间使透支沟，补泻。

腿股风：委中出血，环跳、居髎。

脚背痛：丘墟出血，解溪、商丘。

行步艰难：太冲、中封。

寒痰咳嗽：列缺、太渊。

面红心惊：通里，惊补寒泻。

吹乳⑧肿疼：少泽，向后补泻三分。

发热盗汗：百劳，椎骨也。

咳嗽喷嚏：风门多灸。

哮喘不寐：天突、膻中皆灸。

不闻香臭：迎香补泻。

七般疝气⑨：大敦出血。

气喘不眠：璇玑泻，气海灸。

五般痫症：鸠尾灸七壮。

赤白带下：中极多灸。

周身疼痛：痛即穴，名不定。

手不能伸：尺泽出血。

脾泄：天枢二穴多灸。

膝腿无力难立：风市、阴市。

鼻渊⑩眼痛，不闻香臭，头风：迎香补，泻上星。

小儿慢惊：印堂针一分，沿皮透左右攒竹。哭效、不哭难。急惊泻、慢惊补。

口眼㖞斜：灸地仓，艾如绿豆。斜向颊车，颊车之针向透地仓。

膝头红肿痛：髋骨、膝关，在膝盖骨下犊鼻内，横针透二膝眼。

脊背强痛，挫闪腰痪：人中泻，委中紫筋出血。

歌曰：

穴法由来在指中，治病须臾显神功。

劝君要知诸般疾，何不当初记玉龙。

先治周身疼痛多矣，必病人亲指出疼所，即以左大指或食指爪掐之，病人啮牙咧嘴，惊颤变色，若疼不可忍，即不定穴也，即天应穴也。右手下针，痛极必效。遵《玉龙歌》曰：浑身疼痛疾非常，不定穴中细审详。有筋有骨宜浅刺，灼艾临时要度量。以上言灸者，以穴下肉红，较钱更大二分为度，定起泡矣。冬以猫毛，夏以竹膜，用麻油调敷之，无妨。又不定穴，即痛处。

【校注】

① 《玉龙歌》：见王国瑞的《扁鹊神应针灸玉龙经》，介绍了120穴的临床疗效，在针法上重视透针法。

② 补泻：指先补后泻，下同。

③ 闭结：此指大便秘结不通。

④ 九种心痛：指上腹脘部和前胸部的疼痛。主要有两种分类法：一指虫痛、注痛、风痛、悸痛、食痛、饮痛、冷痛、热痛、去来痛。一指饮痛、食痛、血痛、冷痛、热痛、悸痛、虫痛、疰痛、气痛。脾疼：指中焦脘腹部的疼痛。

⑤ 传尸劳：又名"传尸劳瘵"，症见咳嗽、咳血、潮热、盗汗、身体逐渐消瘦等。名为传尸者，形容此为传染病。

⑥ 水分：原作"分水"，据《针灸大成》改。

⑦ 风：原作"穴"，据《针灸大成》改。

⑧ 吹乳：乳痈的别称，相当于急性乳腺炎。

⑨ 七般疝气：指寒疝、水疝、血疝、气疝、筋疝、狐疝、癫疝七种疝气。

⑩ 鼻渊：病名。症见鼻流浊涕不止，重症名脑漏。常有头晕目眩等。

继洲杨先生《治症总要》①认症定穴治法

中风不省人事：人中、中冲、合谷、哑门、大敦。
口噤不开：颊车、人中、承浆、合谷泻。廉泉、人中。
口眼㖞斜：颊车、地仓、人中、承浆、合谷、百会。
妇人不生子：合谷泻，三阴交补，中极、子宫灸。
鼻衄不止：合谷、上星、百劳、风府、迎香、人中、印堂。
口内生疮：海泉、人中、承浆、合谷，后金津、玉液。
手臂麻木不仁：肩髃、曲池、合谷、肩井、列缺。

舌肿难言：廉泉、金津、玉液、天突、少商。

心胸疼痛：大陵、内关、曲泽、中脘、上脘、三里。

腹内疼痛：内关、三里、中脘、水分、关元、天枢。

两足麻木：阳辅、阳交、绝骨、行间、昆仑、丘墟。

两膝红肿：膝关、委中、阳陵、中脘、丰隆。

足不能行：丘墟、行间、昆仑、太冲、三里、阳辅。

脚弱无力：公孙、三里、绝骨、申脉，昆仑、阳辅。

浑身浮肿生疮：曲池、合谷、行间、内庭。

小便不通：阴陵、气海、三阴交、阴谷、大陵。

小便消数：中极、肾俞、阴陵、三阴交、气海。

大便秘结：章门、太白、照海。

大便泄泻：中脘、天枢，中极灸。

痢疾如赤：内庭、天枢、隐白、气海、照海、内关。如白，里急后重，大痛：外关、中脘、天枢。

脏毒下血②：承山、脾俞、精宫、长强。

脱肛久痔：二白、百会、精宫、长强。

翻胃吐食：中脘、脾俞、中魁、三里。

肺痈③咳嗽：肺俞、膻中、支沟、大陵、风门、三里。

久咳不愈：肺俞、三里、膻中、乳根、风门、缺盆。

消渴：金津、玉液、承浆、海泉、人中、廉泉、气海、肾俞。

遗精白浊：心俞、肾俞、关元、阴交、命门、白环俞。

阴汗偏坠④：兰门、阴交、归来、大敦。

阴门忽肿红痛：会阴、中极、三阴交、百会。

发背痈疽：肩井、委中、天应，骑竹马取之。

浑身发红丹：百会、曲池、三里、委中。

肚中气块、痞块、积块：三里、块中、块尾。

口臭难近：承浆、龈交、金津、玉液。

小儿脱肛：百会、长强、大肠俞。

咳逆发噎：膻中、中脘、大陵、三里、肺俞、行间。

重舌⑤腰疼：合谷、承浆、金津、玉液、海泉、人中。

健忘失记：列缺、心俞、神门、少海、中脘、三里。

小便淋沥：阴谷、关元、气海、三阴交。

牙关脱臼：颊车、百会、承浆、合谷。

舌强⑥难言：金津、玉液、廉泉、风府。

口吐清涎：大陵、膻中、中脘、劳宫。

瘰疬结核：肩井、曲池、天井、三阳络、阴陵泉。

发痧⑦等症：水分、百劳、大陵、委中。

胁肋疼痛：支沟、章门、外关。如怒气，刺行间。

腰脚疼痛：委中、人中。

腰脊强痛：委中出血。

肾虚腰疼：肾俞、委中、太溪、白环俞。

四肢浮肿：中都、合谷、曲池、液门、行间、内庭。

单蛊胀⑧：气海、行间。

双蛊胀⑨：支沟、合谷、曲池、水分、三里、阴交、行间、内庭。

失志痴呆：神门、鬼眼、百会、鸠尾，后龈交、承浆。

挫闪腰肋痛：先尺泽、委中、人中，后昆仑、束骨、支沟、阳陵泉。

小腹胀满：内庭、三里、三阴交，后照海⑩、大敦，补泻气海。此专治妇人血块疼痛，小便不利，诸般气疼。

水不能进为五噎⑪：劳宫、中魁、中脘、三里、大陵、支沟、上脘；后脾俞、胃俞，补多泻少。膻中、太白、食关。

哮吼嗽喘：先俞⑫府、天突、膻中、肺俞、三里、中脘，后膏肓、气海、关元、乳根。

咳嗽红痰：先百劳、肺俞、中脘、三里，后膏肓、肾俞、肺俞、乳根。

吐血等症：先膻中、中脘、气海、三里、乳根、支沟，后肺俞、肾俞⑬、肝俞、心俞、膏肓俞、关元。

咽喉等症，肿痛：少商、天突、合谷。

双乳蛾症⑭：少商、金津、玉液。

单乳蛾症⑮：少商、合谷、海泉。

痫症：上星、鬼禄、鸠尾、涌泉、心俞、百会。

马痫⑯：照海、鸠尾、心俞、百会。

风痫⑰：神庭、素髎、涌泉。

食痫⑱：鸠尾、中脘、少商。

猪痫⑲：涌泉、心俞、三里、鸠尾、中脘、少商、巨阙。或刺、或灸、或出血，分而治之。

四肢麻木：肩髃⑳、曲池、合谷、腕骨、风市、昆仑、行间、三里、绝骨、委中、通里、阳陵，补多泻少。如红肿反之。

【校注】

① 《治症总要》：见《针灸大成·卷九》。主要论述针灸对各科疾病的治疗。

② 脏毒下血：一指脏中积毒所致的痢疾；二指内伤积久所致的便血，血色暗，多在大便后段；三指肛门肿硬、疼痛滴血。

③ 肺痈：病名。肺部发生的痈疡。症见发热振寒、咳嗽、胸痛、气急，甚则咳喘不得平卧，吐出腥臭脓性黏痰，或咳吐脓血等。

④ 阴汗：指外生殖器及周围部位经常汗多，且汗味多臊臭的病。偏坠：指阴囊的一侧肿大下垂的症状。

⑤ 重舌：指舌下血脉肿胀，状似舌下又生小舌。又名子舌、重舌风、莲花舌。

⑥ 舌强：指舌体强硬僵直，活动不灵，语言不清。

⑦ 痧：指夏秋季节的时令病。症见发寒热、胸腹痛胀、吐泻不止等。

⑧ 单蛊胀：又名"蜘蛛鼓"。以腹部胀大如鼓为特征的病。

⑨ 双蛊胀：在单蛊胀的基础上，又出现心火与肾水、肾阴、肾阳互不协调的难治之症，《针灸大成》称之为双蛊胀。

⑩ 海：原脱，据《针灸大成》补。

⑪ 五噎：指气噎、忧噎、食噎、劳噎、思噎等五种。

⑫ 俞：原作"腧"，据《针灸大成》改。

⑬ 肺俞、肾俞：原作"肺肾俞"，据《针灸大成》改。

⑭ 双乳蛾症：指咽喉两旁喉核肿起形如乳头，或如乳蛾，色红疼痛的病。

⑮ 单乳蛾症：指咽喉一侧生乳蛾，红肿疼痛的病。

⑯ 马痫：指痫症发作时叫声如马嘶状。

⑰ 风痫：指痫症发作时头强直视、不省人事，甚至牙关紧闭。多因肝经积热所致。

⑱ 食痫：指痫病因伤乳或伤食而发者。症见脸色发青、脘腹胀满、腹痛、恶心、呕吐、大便秽臭或便秘。发作时两眼发直、四肢抽搐，重者昏倒、口吐涎沫。

⑲ 猪痫：指痫症发作时如猪叫。

⑳ 肩髃：原作"肩俞"，据《针灸大成》改。

妇人门①

妇人难产：独阴，补合谷，泻三阴交。

血崩②漏下：中极、子宫灸。

产后血块痛：气海、三阴交。

胎衣不下：中极、阴交。

血崩不止：丹田、中极、肾俞、子宫，后百劳、风池、膏肓、曲池、绝骨、阴交。

无乳：少泽、合谷补，膻中左右迎之，妇人觉气行至乳头退针。

乳痈③：膻中、大陵、委中、少泽、俞④府。

月水断绝：中极、肾俞、合谷、三阴交。

妇女不生长子女者：针合谷，行六六三十六数；针三阴交，行九九八十一数。此泻气补血法也。灸中极一穴，多灸百病俱除。又至经至之日，再灸子宫二穴，其穴在中极两旁，各开三寸，重灸即有孕矣。世上断无不生长之人，先遵此获效多人。

【校注】

① 妇人门：选自《针灸大成·卷九》，原书介绍了妇人疾病中的31种病的治疗穴位。

② 血崩：又名崩中。指妇女不在行经期间，阴道内忽然大出血。

③ 乳痈：指乳房红肿疼痛，乳汁排出不畅，以致结脓成痈的急性化脓性病。

④ 俞：原作"腧"，据《针灸大成》改。

小儿门①

惊痫②：顶上旋毛中灸三壮，耳后青络灸三壮，炷如小麦。

肾胀偏坠③：关元灸三壮，大敦七壮。

惊风④：腕骨。

牙疳⑤蚀烂：承浆，针灸皆可。

摇头张口反折：金门。

卒痫及猪痫：巨阙，灸三壮。

赤游风⑥：百会、委中。

猪痫如尸厥⑦吐沫：巨阙，三壮。

风痫目戴上：百会、昆仑、丝竹空。

羊痫⑧：九椎下节间，灸三壮。又法：鸠尾、大椎各三壮。

角弓反折：百会。

牛痫⑨：鸠尾、大椎各三壮。

脱肛：百会、长强。

马痫：仆参二穴各三壮。又法：风府、脐下各三壮。

泻痢：神阙。

犬痫⑩：两手心，足太阴、肋户，各一壮。

吐乳：灸中庭，在膻中下一寸六分。

鸡痫⑪：足诸阳，各三壮。

夜啼⑫：灸百会三壮。

食痫：鸠尾上五分，三壮。

【校注】

① 小儿门：选自《针灸大成·卷九》，原书介绍了小儿疾病中的29种病的治疗穴位。

② 惊痫：指受到惊吓而出现的突然昏倒、肢体抽搐、牙关紧闭、两目上视、口吐涎沫、口中发出异常声音，苏醒后如常人的痫病。

③ 肾胀偏坠：指阴囊肿大，单侧睾丸疼痛下坠。

④ 惊风：指神昏、抽风、惊厥为主要表现的儿科病。分为急惊风和慢惊风。急惊风以发病急骤、高热抽搐、昏迷为主。慢惊风病势缓慢，以反复抽痉、昏迷或瘫痪为主。

⑤ 牙疳：指牙龈红肿、溃烂疼痛、流腐臭脓血等为主要表现的牙病。

⑥ 赤游风：指类似丹毒的一种病，因色赤如丹，游走无定，故名为赤游风。

⑦ 尸厥：指突然昏倒、不省人事，其状如僵尸。

⑧ 羊痫：指痫症作声似羊叫者。

⑨ 牛痫：即牛癫。痫症发作时叫声如牛鸣者。

⑩ 犬痫：即狗癫。痫症发作时叫声如犬吠者。

⑪ 鸡痫：指痫症发作时叫声如鸡鸣者。

⑫ 夜啼：指新生儿日间安静，夜间啼哭不安为主要表现的疾病。

眼目门①

子和②曰：目之五轮，乃五脏六腑之精华，宗脉之所聚也。白属肺金，赤属心火，黑属神光、属肾水，兼属肝木。目不因火则不病，白轮③变赤，火乘肺也。肉轮④赤肿，火乘脾也。黑水⑤神光被翳，火乘肝与肾也。赤脉贯目，肝火甚也。凡暴赤肿羞明，隐涩泪出不止，针神庭、上星、囟会、前顶、百会。翳者可使立退，肿者可使立消。

眼红涩烂：睛明、四白、合谷、临泣，后三里、光明。

血不养目：肝俞补，三里泻。

目烂流泪：大小骨空灸。

眉间疼眼昏：攒竹沿皮刺，头维。

目生翳膜：先睛明、合谷、四白，后太阳、光明、大骨空、小骨空。

迎风冷泪：先攒竹、大小两骨空、后小骨空、三阴交、泪孔上，此穴米大，艾灸七壮，中指半指尖一穴米大，艾灸三壮。

目生内障⑥：瞳子髎、合谷、临泣、睛明，后光明、天府、风池。

目患外障⑦：小骨空、太阳、睛明、合谷，后临泣、攒竹、三里，内眦尖灸五壮，即眼头尖上。

眼赤暴痛：合谷、太阳、三里、睛明，后太阳、攒竹、丝竹空。

胬肉侵睛^⑧：风池、睛明、合谷、太阳，后风池、期门、行间、太阳。

怕日羞明，目眶赤烂：三棱针刺，目眶外出血。

偷针^⑨，视背上有红点，刺破出血皆治：小骨空、合谷、攒竹、二间，后睛明、行间、光明、太阳。

目内红肿：丝竹、攒竹。

眉间骨疼：二间、攒竹。

【校注】

① 眼目门：本篇是李氏将《针灸大成》卷八的耳目门，卷九中治症总要关于目疾治法的内容和名医治法的眼目部分，相互参详汇集而成。

② 子和：即张从正，字子和，号戴人，金元四大家之一，攻邪派的代表，撰《儒门事亲》等。

③ 白轮：即白睛部分（包括球结膜与巩膜），属肺。肺五色应白，故称白轮。

④ 肉轮：即上下眼睑，属脾。因脾主肌肉，故称眼睑为肉轮。

⑤ 黑水：即瞳孔，属肾。因肾属水，五色应黑，故称黑水。

⑥ 内障：指主要发生于瞳神及眼内各组织的疾病。

⑦ 外障：指发生在胞睑、两眦、白睛、黑睛的眼疾。

⑧ 胬肉侵睛：指眦部血脉丛生横贯白睛，渐侵黑睛，甚至掩及瞳神，自觉磣涩不适的病。

⑨ 偷针：又称针眼。指眼睑边缘生小疖，形如麦粒，赤肿疼痛，继之成脓为主要表现的眼病。

疟疾门^①

黄帝问曰：刺疟奈何？岐伯对曰：疟疾，《素问》分各经。

危氏^②刺指，_{即十宣穴也。}舌红紫，出舌下紫血筋也。

足太阳，先寒后热，腰疼头重，汗出不已：刺委中，三分五壮。

足少阳，寒热不甚，见人心惕^③，汗多：刺侠溪，二分三壮。

足阳明，寒久乃热生，汗出，喜见日光火光：刺冲阳，三分三壮。

足太阴，寒热善呕，呕已乃衰：刺公孙，四分三壮。

足少阴，热多寒少，呕吐，甚欲闭户^④：刺大钟二分，太溪三分各灸。

足厥阴，小腹满，小便不利：刺太冲，二分三壮。

心疟^⑤神门，肝疟^⑥中封，脾疟^⑦商丘，肺疟^⑧列缺，肾疟^⑨太溪，胃疟^⑩厉兑。

疟疾将针刺曲池、经渠、合谷共相宜。五分针刺于二穴，疟疾缠身便得离。未愈更加三间刺，五分深刺莫忧疑。又兼气痛憎寒热，间使行针莫用迟。

【校注】

① 疟疾门：本篇是李氏在《素问·刺疟篇》的理论基础上，根据自己的临床经验对疟疾的症状和治疗取穴进行了系统的整理。

② 危氏：即危亦林，字达斋，元代医学家，撰《世医得效方》。《世医得效方·疟疾·针法》："于十指近甲梢针出血，及看两舌下有紫肿红筋，亦须针去血效。"

③ 惕：恐惧。

④ 闭户：指紧闭门窗呆在屋里。

⑤ 心疟：五脏疟之一。症见心烦饮冷，反寒多而不甚热等。《素问·刺疟篇》："心疟者，令人烦心甚，欲得清水，反寒多，不甚热，刺手少阴。"

⑥ 肝疟：五脏疟之一。 症见面色苍青，形状如同死人一般等。《素问·刺疟篇》："肝疟者，令人色苍苍然，太息，其状若死者，刺足厥阴见血。"

⑦ 脾疟：五脏疟之一。 症见人冷的难受，肚腹疼痛，脾热下行，感到肠鸣等。《素问·刺疟篇》："脾疟者，令人寒，腹中痛，热则肠中鸣，鸣已汗出，刺足太阴。"

⑧ 肺疟：五脏疟之一。 症见心里发冷，冷极则发热，发热时心里感到害怕等。《素问·刺疟篇》："肺疟者，令人心寒，寒甚热，热间善惊，如无所见者，刺手太阴阳明。"

⑨ 肾疟：五脏疟之一。 症见腰脊疼痛，目眩，手足发冷等。《素问·刺疟篇》："肾疟者，令人洒洒然，腰脊痛宛转；大便难，目眴眴然，手足寒，刺足太阳少阴。"

⑩ 胃疟：亦称食疟。 症见饥不欲食，腹部膨大胀满等。《素问·刺疟篇》："胃疟者，令人且病也，善饥而不能食，食而支满腹大，刺足阳明太阴横脉出血。"

伤寒门

伤寒①一日刺风府，阴阳分经次第取。
一日太阳风府：督脉。
二日阳明之荥：大肠二间，胃内庭。
三日少阳之俞：胆临泣，三焦中渚。
四日太阴之井：脾隐白，肺少商。
五日少阴之俞：肾太溪，心神门。
六日厥阴之经：肝中封，包络间使。
在表刺三阳经穴，在里刺三阴经穴，六日过经未汗，刺期门、三里，古法也。惟阴症灸关元穴为妙。
汗、吐、下法非有他，合谷、内关、阴交杵。

汗法：针合谷，入二分。行九九数，搓②数十次，男左搓，女右搓，得汗，行泻法。汗止，身温出针。如汗不止，针阴市，补合谷。

吐法：针内关，入三分。先补六次，泻三次，行子午捣白③法三次，提气上行，又推战一次，病人多呼几次即吐。如吐不止，补九阳数，调匀呼吸三十六度。吐止，徐出针，急扪④穴。吐不止，补足三里。

下法：针三阴交，入三分。男左女右，以针盘旋右转，六阴数毕，用口鼻闭气，吞鼓腹中。将泻，插一下其人即泄。鼻吸手泻三十六遍，方开口鼻之气，插针即泄。如泄不止，针合谷，升九阳数。凡汗吐下，仍分阴阳补泻。

寒头痛：合谷、攒竹、太阳。

无汗：内庭、合谷、复溜、百劳。

胸胁痛：大陵、期门、膻中、劳宫。

狂不识尊卑：曲池、绝骨、百劳、涌泉。

大热不退：曲池、绝骨、三里、大椎、涌泉、合谷俱泻。

退后余热：风门、合谷、行间、绝骨。

汗多：内庭、合谷、复溜、百劳。

大便不通：章门、照海、支沟、太白。

小便不通：阴谷、阴陵泉。

六脉俱无：合谷、复溜、中极。

发痉不省人事：曲池、合谷、人中、复溜。

发黄：腕骨、申脉、外关、涌泉。

胁痛：支沟、章门、阳陵泉、委中。

过经⑤不汗：期门。如四肢厥逆⑥冷：复溜顺骨刺之。如脉浮：寒补绝骨，热泻绝骨。如浮洪：泻之。如沉细：补之。

口噤目闭药不下：合谷。

狐惑⑦口生疮：黄连犀角汤。

虫在内食：地仓。

伤寒吐蛔：乌梅汤、灸中脘。

痞结胁积疼：期门。

当汗不汗：合谷。

自汗：复溜。

牙关紧急，项强反张，目直视：列缺。

如痞气结胸⑧，两目昏黄，汗不通：涌泉三分出汗。

【校注】

① 伤寒：本篇是在《素问·热论》的基础上，结合《针灸大成·卷八》伤寒门而成，介绍了伤寒病中具体疾病的取穴。

② 搓：指转动针柄如搓线之状，向一边较快地转针。

③ 子午捣臼：指针刺得气后结合提插、捻转、六九等基本手法的行针方法。

④ 扪：指出针时，以手按压其穴，勿使气出的出针方法。

⑤ 过经：指伤寒六经病证中，邪离本经，传入他经。

⑥ 四肢厥逆：指四肢逆冷，手冷可过肘，足冷可过膝，由阳气内衰，阴寒独盛所致。

⑦ 狐惑：因感染虫毒、湿热不化而致的以目赤眦黑、口腔咽喉及前后阴腐蚀溃疡为特征的疾患。

⑧ 痞气：指胸腹间气机阻塞不舒的一种自觉症状，有的仅有胀满的感觉。结胸：指邪气内结、胸腹胀满疼痛、手不可近之症。

四总穴^①名

肚腹三里留，腰背委中求。头项寻列缺，面口合谷收。

千金穴歌^②

三里内庭穴，肚腹中妙诀。曲池与合谷，头面病可彻。
腰背痛相连，委中昆仑穴。头项如有痛，后溪并列缺。
环跳与阳陵，膝前兼腋胁。可补即久留，当泻即疏泄。
三百六十名，不外千金穴。

马丹阳天星十二穴治杂病歌^③

其一，三里膝眼下，三寸两筋间。善通心腹胀，又治胃中寒，肠鸣并泄泻，腿肿膝胻痠，伤寒羸^④瘦损，气蛊^⑤及诸般。年过三旬后，针灸眼重观。取穴当审的，八分三壮安。

其二，内庭次指外，本属足阳明。能治四肢厥，喜静恶闻声，瘾疹^⑥咽喉痛，数欠^⑦及牙疼，虚疾不能食，针着便惺惺。针三分，灸三壮。

其三，曲池拱手取，屈骨陷中求。善治肘中痛，偏风半不收，挽弓开不得，筋缓怕梳头，喉闭促欲死，发热更无休，遍身风癣癞^⑧，针着实时瘳。针五分，灸三壮。

其四，合谷在虎口，两指歧骨间。头痛并面肿，疟病热还寒，齿龋⑨鼻衄血，口噤不开言。针入五分深，令人即便安。灸三壮。

其五，委中腘曲里，横纹脉中央。腰疼不能举，沉沉引脊梁，痠痛筋莫展⑩，风痹复无常，膝头难伸屈，针入即安康。针五分，禁灸。

其六，承山名鱼腹，腨肠⑪分肉间。善治腰疼痛，痔疾大便难，脚气并膝肿，辗转战疼痠，霍乱及转筋，穴中刺便安。针七分，灸三壮。

其七，太冲足大指，节后二寸中。动脉知生死，能医惊痫风。咽喉并心胀，两足不能行。七疝偏坠肿，眼目似云朦，亦能疗腰痛，针下有神功。针三分，灸三壮。

其八，昆仑足外踝，跟骨上边寻。转筋腰尻⑫痛，暴喘满中心。举步行不得，一动即呻吟。若欲求安乐，须于此穴针。针五分，灸三壮。

其九，环跳在髀枢，侧卧屈足取。折腰⑬莫能顾，冷风并湿痹。腿胯连腨痛，转侧重欷歔⑭。若人针灸后，顷刻病消除。针二寸，灸五壮。

其十，阳陵足膝下，外臁一寸中。膝肿并麻木，冷痹及偏风。举足不能起，坐卧似衰翁。针入六分止，神功妙不同。灸三壮。

其十一，通里腕侧后，去腕一寸中。欲言声不出，懊憹⑮及怔忡。实则四肢重，头腮面颊红。虚则不能食，暴瘖⑯面无容。毫针微微刺，方信有神功。针三分，灸三壮。

其十二，列缺腕侧上，次指手交叉。善疗偏头患，遍身风痹麻。痰涎频壅上，口噤不开牙。若能明补泻，应手即如拏。针三分，灸五壮。

【校注】

① 四总穴：指四总穴歌，见明代朱权的《乾坤生意》、高武的《针灸聚英》、杨继洲的《针灸大成》等书。列缺、合谷、足三里、委中四穴分治头项、面口、肚腹、腰背等部的疾患，是远道取穴的典范。

② 千金穴歌：即《千金十一穴歌》。见《针灸大全》，内容列举十个常用效穴，较《天星十二穴歌》少承山、太冲、通里，而多一后溪穴。

③ 马丹阳天星十二穴治杂病歌：见《扁鹊神应针灸玉龙经》，题为"天星十一穴歌"。徐凤在《针灸大全》中增加太冲穴，题为"马丹阳天星十二穴治杂病歌"。马丹阳，即马钰，宋代扶凤人，初名成义，字宜甫，后更名钰，字玄宝，号丹阳子，宋陕西扶凤人，后迁往山东登州宁海县（今山东省牟平）。擅针灸。

④ 羸：瘦弱。

⑤ 气蛊：指气机郁滞所致的胸腹胀满，其中腹部叩之如鼓，甚则一身尽肿。

⑥ 瘾疹：是以异常瘙痒，皮肤出现成块、成片状风团为主的病，因其时隐时起，遇风易发，故名"瘾疹"，又称为"风疹块""荨麻疹"。

⑦ 数欠：指频频打呵欠。

⑧ 风癣癞：指因风邪所致的癣病，症见病变部位皮肤瘙痒，搔之脱落白屑。癞：即厉风。亦称大风恶疾。

⑨ 齿龋：指蛀牙。

⑩ 筋莫展：指筋骨屈伸不利。

⑪ 腨肠：指小腿肚。

⑫ 尻：指脊骨的末端。

⑬ 折腰：指腰痛如折不能仰俯、转侧。

⑭ 欷歔（xīxū 希虚）：指叹气，抽噎声。《针灸聚英》作"嗟吁"。

⑮ 懊恼：指因病痛而烦恼发怒。

⑯ 暴瘖：指突然发作，声音嘶哑，不能出声。

五脏募穴^①

中府：肺募。巨阙：心募。期门：肝募。章门：脾募。京门：肾募。

按《难经》云：阳病行阴^②，故令募在阴。腹曰阴，募皆在腹。

凡病由七情所伤，胃气不行，兼之劳逸饮食不节，以致元气不足也。当从胃合三里穴内，推而扬之，以伸元气，故曰从阴引阳^③。如不愈，治在腹上诸腑之募穴。此言七情以致元气不足者宜此。

五脏俞穴^④

俞，犹委输之输，言经气由此而输于彼也。

肺俞：三椎下各开寸半。心俞：五椎下各开寸半。肝俞：九椎下各开寸半。脾俞：十一椎下各开寸半。肾俞：十四椎下各开寸半。

按《难经》云：阴病行阳^⑤，故令俞在阳。（背曰阳，俞皆在背。）

凡病始于外寒，终归外热，治在背之各脏俞穴，即暑、湿、燥、火，亦取背上各俞穴。治风在风府，中暑在小肠俞，中湿在胃俞，中燥在大肠俞，此皆六淫客邪有余之症，宜此。

八会⑥

脏会章门腑中脘，髓会绝骨阳陵泉，血会膈俞骨大杼，气会膻中脉太渊。

言周身之筋会阳陵泉，五脏之疾，皆取章门是也。绝骨，悬钟也。热病取此八会。

【校注】

① 五脏募穴：指位于胸腹部五脏经气聚集的部位。

② 阳病行阴：指体表或阳经的病气，从阳出于阴分的胸腹部穴位。

③ 从阴引阳：指体表或阳经的疾病可选胸腹部的募穴，调整经气或引邪外出。

④ 五脏俞穴：指位于腰背部得五脏腧穴，脏腑之气由此转输体表。

⑤ 阴病行阳：指内脏或阴经的病气，从阴出于阳分的脊背部穴位。

⑥ 八会：指脏、腑、筋、骨、血、脉、气、髓八者的精气在运行过程中的会聚点。见《难经·四十五难》。

论奇经八脉①

《难经》云：脉有奇经八脉者，不拘与十二经，何谓也？答曰：脉有阳维、阴维、阳跷、阴跷、冲、任、督、带，凡此八脉，皆由经别出，另有处所，故曰：奇经八脉也。然经有十二，络有十五，凡二十七，气血相随上下，如瀹②济漯，决汝汉，排淮泗之水，治十二经，即禹疏九河也。至于天雨过多，各河暴涨溢出，沟渠皆盈，此所谓病入奇经也。若以十二经调治，则不应矣。宜以奇经八脉主穴治之，即今疏通沟渠之谓也。

八脉交会八穴③歌

公孙冲脉胃心胸，内关阴维下总同。
临泣胆经连带脉，阳维目锐外关逢。
后溪督脉内眦颈，申脉阳跷络亦通。
列缺任脉行肺系，阴跷照海膈喉咙。

八脉配合歌

公孙偏与内关合，列缺能消照海疴。
临泣外关分主客④，后溪申脉正相和。
左针右病⑤知高下，以意通经广按摩⑥。
补泻迎随⑦分顺逆，五门八法⑧是真科。

【校注】

① 奇经八脉：指任脉、督脉、冲脉、带脉、阴跷脉、阳跷脉、阴维脉、阳维脉。
《黄帝内经》有关于任脉、督脉等八脉的循行、病候记载。《难经》从二十七难
至二十九难将八脉集中讨论，提出"奇经八脉"这一名称，并对其功能，与十
二经的区别进行阐述。

② 瀹：疏导。

③ 八脉交会八穴：指在四肢的十二经上有八个经穴与八脉相通。即小肠经后溪
通督脉，肺经列缺通任脉，脾经公孙通冲脉，胆经临泣通带脉，肾经照海通阴

踝，膀胱经申脉通阳跷，心包经内关通阴维、三焦经外关通阳维。此歌最早见刘纯的《医经小学·卷三》，题目为"经脉交会八穴一首"，其后《针灸大全》《针灸大成》等书均有记载。

④ 主客：指八穴在治疗中相互配合应用的方法。

⑤ 左针右病：指缪刺法或巨刺法。

⑥ 以意通经广按摩：指针灸医生临症时要集中其神志，运用医经中的知识，广开思路，按照病症的线索去细心地研究和揣摩。

⑦ 补泻迎随：即迎随补泻。《难经·七十二难》说："所谓迎随者，知营卫之流行，经脉之往来也，随其顺逆而取之，故曰迎随。"《灵枢·小针解》："迎而夺之者，泻也；追而济之者，补也。"

⑧ 五门八法：五门，指子午流注。八法，指灵龟八法。

奇经八脉①

冲 脉

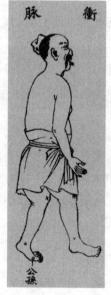

寻穴：公孙二穴，脾经。足大指内侧，本节后一寸陷中，举足，两足掌相对取之。针一寸，主心腹五脏病，与内关主客相应。

治病：〔西江月②〕九种心疼③延闷，结胸翻胃难停，酒食积聚④胃肠鸣，水食气疾膈病。脐痛腹疼胁胀，肠风疟疾心疼，胎衣不下血迷心，泄泻公孙立应。

阴维脉

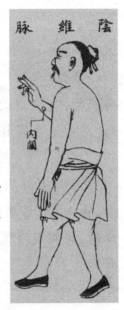

寻穴：内关二穴，心包经。去掌二寸两筋间，紧握拳取之。针一寸二分，主心胆脾胃之病，与公孙二穴，主客相应。

治病：〔西江月〕中满⑤心胸痞胀，肠鸣泄泻脱肛，食难下膈酒来伤，积块坚横胁抢。妇女胁疼心痛，结胸里急⑥难当，伤寒不解结胸堂，疟疾内关独当。

督脉

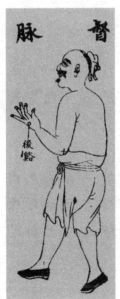

寻穴：后溪二穴，小肠经。小指本节后外侧骨缝中，紧握拳尖上。针一寸，主头面项颈病，与申脉主客相应。

治病：〔西江月〕手足拘挛战掉⑦，中风不语痫癫，头疼眼肿泪涟涟，腿膝背腰痛遍。项强伤寒不解，牙齿腮肿喉咽，手足麻木破伤牵，盗汗后溪先砭⑧。

阳跷脉

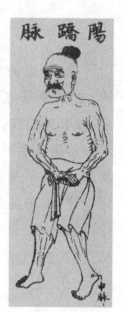

寻穴:申脉二穴,膀胱经。足外踝下陷中,赤白肉际,直立取之。针一寸,主四肢风邪及痈毒病,与后溪主客相应。

治病:〔西江月〕腰背屈强腿肿,恶风自汗头疼,雷头⑨赤目痛眉棱,手足麻挛臂冷。吹乳耳聋鼻衄,痫癫肢节烦憎,遍身肿满汗头淋,申脉先针有应。

带脉

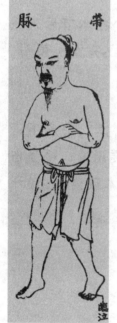

寻穴:临泣二穴,胆经。足小趾次趾外侧,本节中筋骨缝内,去一寸是。针五分,放水随皮过一寸,主四肢病,与外关主客相应。

治病:〔西江月〕手足中风不举,痛麻发热拘挛,头风痛肿项腮连,眼肿赤疼头旋。齿痛耳聋咽肿,浮风搔痒筋牵,腿疼胁胀肋肢遍,临泣针时有验。

阳维脉⑩

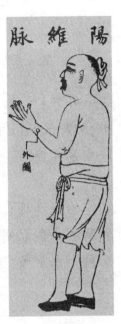

寻穴:外关二穴,三焦经。掌背去腕二寸,骨缝两筋陷中,伏手取之。针一寸二分,主风寒经络皮肤病,与临泣主客相应。

治病:〔西江月〕肢节肿疼膝冷,四肢不遂头风,背胯内外骨筋攻,头项眉棱皆痛。手足热麻盗汗,破伤眼肿睛红,伤寒自汗表烘烘,独会外关为重。

任脉⑩

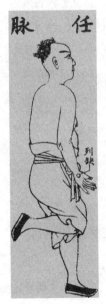

寻穴:列缺二穴,肺经。手腕内侧一寸五分,手交叉沿指尽处骨间是。针八分,主心腹胁肋五脏病,与照海主客相应。

治病:〔西江月〕痔疟便肿泄痢,唾红溺血⑪咳痰,牙疼喉肿小便难,心胸腹疼噎嗝。产后发强不语⑫,腰痛血疾脐寒,死胎不下膈中寒,列缺乳痈多散。

阴跷脉

寻穴：照海二穴，肾经。足内踝下陷中，令人稳坐，两足底相合取之。针一寸二分，主脏腑病，与列缺主客相应。

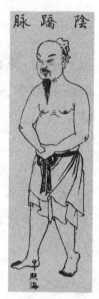

治病：〔西江月〕喉塞小便淋沥，膀胱气痛肠鸣，食黄酒积腹脐并，呕泻胃翻便紧。难产昏迷积块，肠风下血常频，膈中快气气核⑬侵，照海有功必定。

【校注】

① 奇经八脉：原脱，据目录补。

② 西江月：词牌名。 这是高武根据窦汉卿《针经指南》论述八脉交会穴各穴治证的基础写成，载于《针灸聚英·卷四》八脉八穴歌。 后《针灸大成》《医宗金鉴·刺灸心法要诀》等书均有记载。

③ 九种心疼：指饮、食、风、冷、热、悸、虫、注、去来痛。

④ 积聚：指腹内结块，或痛或胀为主要表现的疾病。

⑤ 中满：是因饮食停滞所致的脘腹胀满。

⑥ 里急：指自觉腹内拘急，疼痛不舒，便意急迫的表现。

⑦ 战掉：指手足颤摇不能握。

⑧ 砭：即砭石，是古代的石针，此引申为针灸治疗。

⑨ 雷头：即雷头风，病名。 指头痛兼有似雷鸣之响声，而头面则起核块的病。

⑩ 阳维脉、任脉：原书缺，据清刻本补。

⑪ 溺（niào 尿）血：症名。 指尿中有血。《素问·气厥论》："胞移热于膀胱，则癃，溺血。" 又称溲血、尿血等名。

⑫ 产后发强不语：指产后败血，上干心气、身发强直、不能言语。

⑬ 气核：即梅核气。以咽喉有异物感，如梅核梗阻，咽之不下、咯之不出、时
发时止为主要表现的疾病。

十二经补泻歌①

肺泻尺泽补太渊，大肠二间曲池前，
胃泻厉兑解溪补，脾在商丘大都边，
心先神门后少冲，小肠小海后溪连，
膀胱束骨补至阴，肾泻涌泉复溜焉，
包络大陵中冲补，三焦天井中渚痊，
胆泻阳辅补侠溪，肝泻行间补曲泉。
上穴俱泻针，下穴俱补针。

十二经分阴阳歌

太阳小肠足膀胱，阳明大肠足胃乡，
少阳三焦足胆配，太阴手肺足脾当，
少阴手心足为肾，厥阴包络足肝方。
上皆是手，下皆是足。

十五络脉②横行为络

小肠支正穴，膀胱飞扬中，大肠偏历是，胃络在丰隆，
三焦在外关，胆经络光明，肺络列缺内，心络通里同，
脾络是公孙，肾络即大钟，包络寻内关，肝在蠡沟穷，

督脉在长强，任脉屏翳通，脾又有大络，大包乃厥终。

十五络穴，实则必现，虚则必下，求之不得，取之上下。

十五络脉者，十二经之别络，而相通焉者也。脾之大络，总统阴阳，诸络灌溉于脏腑者也。任络屏翳，督络长强，诚得《十四经发挥》之正理，加以脾之大络，曰大包，此合十五络也。

灸 法

孟子曰[③]：七年之病，求三年之艾。

丹溪[④]曰：艾性至热，入火灸则上行，入药服则下行。

《千金方》云：宦游吴蜀，体上常带三两处灸疮，则瘴疠温疟毒不能着人，故吴蜀多行灸法。

语云：若要安，三里常不干，有风者尤宜。

《本草》云：艾味苦气微温，阴中之阳，无毒，主灸百病。五月五日，採曝干，陈久良，入臼捣细，去尘屑，再焙，大燥用之，如润无功。田野生者可用，蕲艾更妙。

灸补泻法

气盛泻之，气虚补之。针之所不能为者，则以艾灸之。针虽捷不如艾稳，艾虽稳不如针捷。如气血两虚，年高少小之人，并人腹背咽喉胸上，针不如灸稳也。补勿吹其火，须待自灭。泻速吹其火，以开其穴孔。又，灸疮[⑤]必发，去病如把抓。

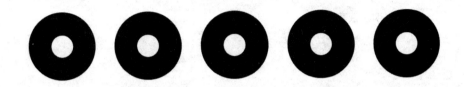

　　用泥钱五个，俱内空三分，周流换之，上着艾如梀子大，灸疼急方去，肉有汗起泡为妙，或棋子中取眼亦可。

　　黄帝曰：灸不三分，是谓徒冤，言泥钱内周圆三分之大，以便达气。若小儿，七日以上，周年以还，炷如雀粪可也。

　　《小品》⑥曰：腹背烂烧，四肢但去风邪，不宜大炷。

　　王节斋⑦云：面上灸炷须小，手足上犹可粗。

【校注】

①　十二经补泻歌：本歌以十二经五输穴与五行相配合，结合本经的五行属性，根据五行相生的规律，按"虚则补其母，实则泻其子"的原则选穴配方。 如"肺泻尺泽补太渊"一句中肺五行属金，尺泽为肺之合穴属水，太渊为肺之输穴属土。 五行中金生水，水为金之子。 土生金，土为金之母。 故肺脏发生病变时，实证是泻其子即泻尺泽，虚证时补其母即补太渊。

②　十五络脉：指十二经脉和任、督二脉各自别出一络，加上脾之大络，共计15条，分别以十五络所发出的腧穴命名。

③　孟子曰：语出《孟子·离娄上》。 意为如同害了七年的病，要用三年的陈艾来医治。

④　丹溪：即朱丹溪，字彦修，名震亨，婺州义乌（今浙江义乌县）人。 倡导滋阴学说，创立丹溪学派。

⑤　灸疮：指艾炷直接置于施灸部位上点燃施灸，以使局部皮肤起疱、化脓，形成永久性瘢痕。 古人以此作为判断艾灸是否起效的标准。

⑥　《小品》：即《小品方》，又名《经方小品》。 晋代陈延之撰。

⑦ 王节斋：即王纶，字汝言，号节斋，慈溪（今属浙江）人。明代医学家，著
有《明医杂著》等。

取火法

火珠映日，以艾承之，得火为上。次镔铁击阶石亦可，不如麻油点灯更佳。

灸症

伤寒结胸：黄连七寸，为末。巴豆七个，不去油。共和一处，水调，纳于脐中，用艾灸腹中通快为度。

翻胃：上穴在乳下一寸，下穴在内踝下用三指，稍针向前排之是穴。

瘰疬：用独蒜片先灸，候发后灸母核，多灸自效。

灸痞块根：在十二椎下，旁开三寸半，灸之。

疝气、冷气、脐腹疼：灸大敦二穴。

男女遗精：十四椎下各开三寸，灸七壮效，名精宫穴。又方：以桐油，男抹阳物，女抹阴户，邪不复来，善治遗精。

以言治病法①

天地之气，常则安，变则病，圣人如持至宝，庸人妄为而伤太和②，诸病皆生于气，分而为九，如喜、怒、悲、恐、

寒、热、惊、思、劳也。盖怒则气上，为呕血，为飧泄。喜则气缓，为笑不休。悲则气消，为酸鼻。恐则气下，为暴下清水。寒则气收，为冷。热则气泄，暴下为汗。惊则气乱，神无所归，为痴为痫。劳则气耗，男少精，女不月，喘息汗出。思则气结，心有所存，神有所归。悲可以治怒，治以怆恻③苦楚之言感之。喜可以治悲，治以谑浪亵狎④之言娱之。恐可以治喜，治以遽⑤迫死亡之言怖之。怒可以治思，治以污辱欺罔⑥之言触之。思可以治恐，治以思彼忘此之言夺之。五者必诡诈百出，无所不至，方可动人耳目，若无才之人，不能用此法也。热可以治寒，寒可以治热，逸可以治劳，劳可以治逸，习可以治惊。经曰：惊者卒然临之，使习见习闻，则不惊矣。

【校注】

① 以言治病法：本篇见张从正《儒门事亲·九气感疾更相为治衍二十六》，对九气所致疾病的临床症状及其预后进行了阐发，并将五行相胜、情志相制的理论应用于临床。其论述对于心理疗法有了很大发展，同时，对于以后的精神治疗奠定了良好的基础。

② 太和：指天地间冲和之气。

③ 怆恻（chuàngcè 创侧）：指悲痛。

④ 谑（xuè 血）浪：戏言放荡。

   亵狎（xièxiá 泻狭）：指态度轻薄，此为亲密嬉戏。

⑤ 遽：指急，仓促。

⑥ 欺罔：指欺骗蒙蔽。

习医须知 横看竖推

五方									虚针补穴	实针泻穴
东	肝木	主怒	怒伤肝	忧胜怒	风伤筋	燥胜风	酸伤筋	辛胜酸	曲泉穴	行间穴
西	肺金	主悲	忧伤肺	喜胜忧	润伤皮毛	寒胜热	辛伤皮毛	苦胜辛	太渊穴	尺泽穴
南	心火	主哭	喜伤心	恐胜喜	热伤气	寒胜热	苦伤气	咸胜苦	少冲穴	神门穴
北	肾水	主恐	恐伤肾	思胜恐	寒伤血	燥胜寒	咸伤血	甘胜咸	复溜穴	涌泉穴
中	脾土	主思	思伤脾	怒胜思	湿伤肉	风胜湿	甘伤肉	酸胜甘	大都穴	商丘穴

督任头图

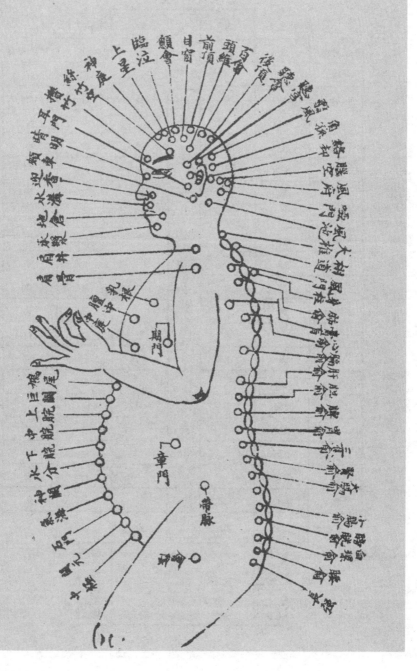

背部穴图

除脊三寸	除脊寸半		椎		除脊寸半	除脊三寸
		大	一	椎		
	大	陶	二	道	杼	
			三			
附	凤		四		门	分
魄	肺	身	五	柱	俞	户
膏肓	厥阴		六		俞	俞
神	心	神	七	道	俞	堂
谵	督脉	灵	八		俞	语
膈	膈	至	九		俞	关
			十			
			十一			
魂	肝		十二		俞	门
阳	胆		十三		俞	纲
意	脾	脊	十四	中	俞	舍
胃	胃	悬	十五	枢	俞	仓
肓	三焦	命	十六	门	俞	门
志	肾		十七		俞	室
	气海		十八		俞	
	大肠	阳			俞	
	关元		十九		俞	
	小肠		二十		俞	
胞	膀胱		二十一		俞	肓
秩	中膂				俞	边
	白环	腰		俞	俞	
上						髎
次						髎
中						髎
下	会	长强		阳		髎

中医名家珍稀典籍校注

《针灸易学》校注

腹部穴图

胸部（上段）

	二寸	二寸	二寸	天		突	二寸	二寸	二寸	
寸六	云	气	俞	旋	寸六	玑	府	户	门	寸六
寸六	中	库	彧	华	寸六	盖	中	房	府	寸六
寸六	周	屋	神	紫	寸六	宫	藏	翳	荣	寸六
寸六	胸	膺	灵	玉	寸六	堂	墟	窗	乡	寸六
寸六	天	乳	神	膻	寸六	中	封	中	溪	寸六
寸六	食	乳	步	中	寸六	庭	郎	根	窦	寸六

上腹部（中段）

	寸半	寸半	寸半	鸠	岐下	尾	寸半	寸半	寸半	
一寸	期	不	幽	巨	一寸	阙	门	容	门	一寸
五分	日	承	通	上	一寸	脘	谷	满	月	五分
		梁	阴	中	一寸	脘	都	门		
寸半	腹	关	石	建	一寸	里	关	门	哀	寸半
		太	商	下	一寸	脘	曲	乙		
		滑肉		水		分		门		

下腹部（下段）

	一寸	一寸	一寸				一寸	一寸	一寸	
三寸半	大	天	肓	神	脐	阙	俞	枢	横	三寸半
	腹	外	中	阴	一寸	交	注	陵	结	
一寸三分		大	四	气	五分	海	满	巨		一寸三分
	府		气	石	五分	门	穴		舍	
二寸			大	关	一寸	元	赫			二寸
一寸	冲		横	中	一寸	极	骨		门	一寸
				曲	一寸	骨				
	水				一寸			道		
	归				二寸			来		
	气		会	阴	一寸			冲		

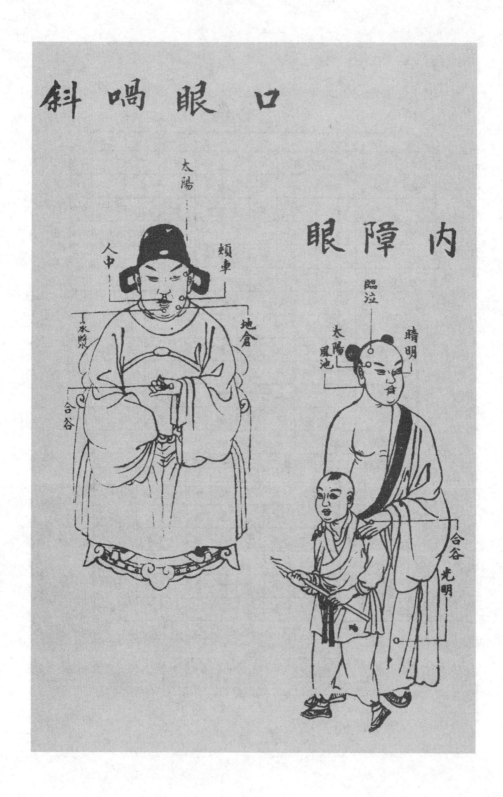

正頭風及腦痛

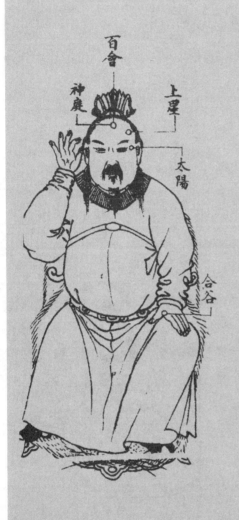

百會
神庭
上星
太陽
合谷

暴赤腫痛眼

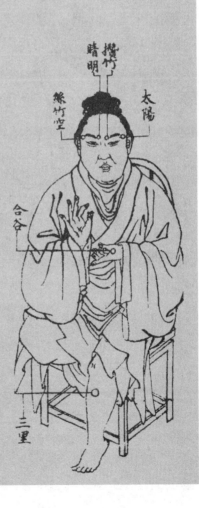

攢竹
睛明
絲竹空
太陽
合谷
三里

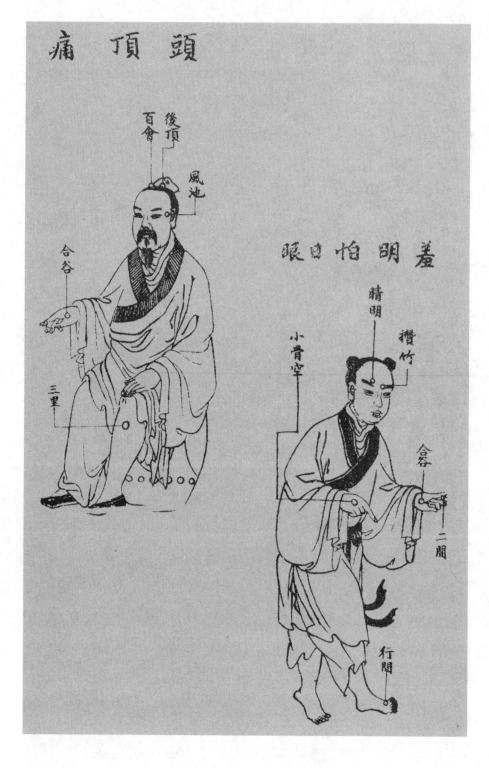

眼 障 外

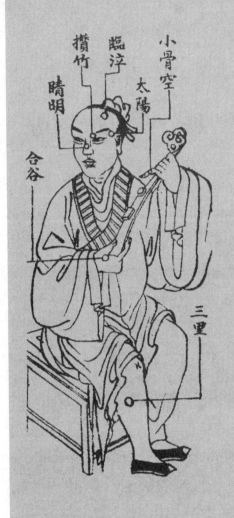

攢竹 臨泣 小骨空
太陽
晴明
合谷
三里

睚 目 風 頭

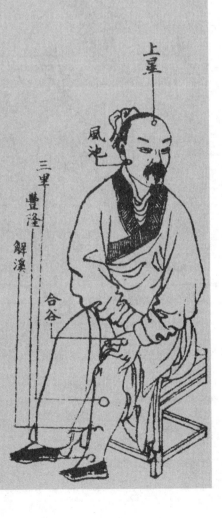

上星
風池
三里 豐隆
解溪
合谷

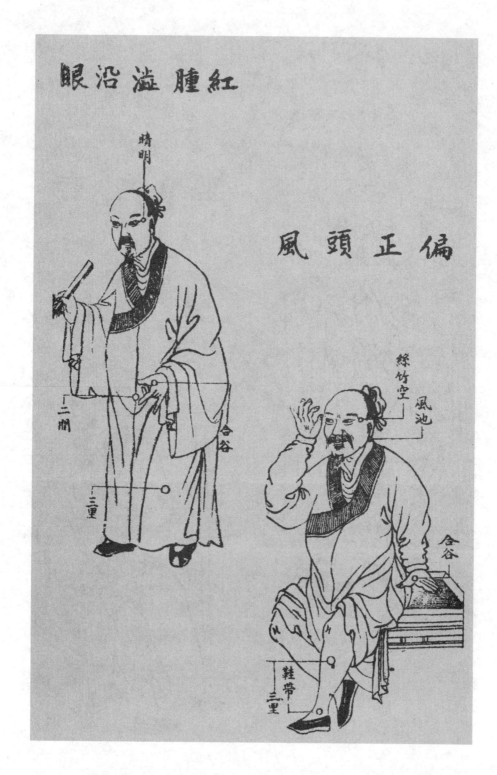

迎風冷淚

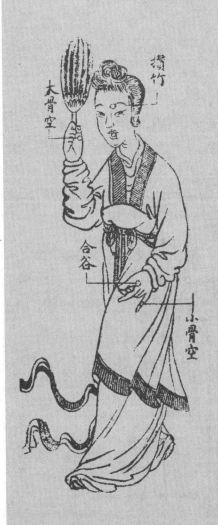

攒竹
太骨空
合谷
小骨空

紅腫疼痛眼

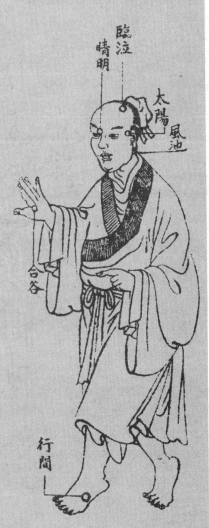

臨泣
睛明
太陽
風池
合谷
行間

眼生翳膜

睛明

太阳

合谷

光明

《针灸易学》卷下

长葛茶亭李守先善述　著

男清吉惠亭　孙万山、海、江　校字

　　　　长葛许翀丰羽

　　　　洧川王庭烜普九　　参阅绘图

受业　禹州万少峰云亭

　　　　新郑高肃时雨

三、寻　穴

寻穴歌

金针奥妙素称奇，按经详推夫何疑。

十二经中十五络，金水木火土不移。

奇经八脉阳阴跷，冲任督带阴阳维。

五募五俞并八会，经外奇穴悉载之。

九气①所致宜早遏，六淫客邪莫迟时。

虚用补法指里转②，实行泻法指外驰③。

或补真阳元气复，或泻余邪病即离。

诚能晓得个中妙，天下归仁称上医。

井荥输原经合横图聚英

	井（木）	荥（火）	俞④（土）	经（金）	合（水）
肺	少商	鱼际	太渊	经渠	尺泽
脾	隐白	大都	太白	商丘	阴陵泉
心	少冲	少府	神门	灵道	少海
肾	涌泉	然谷	太溪	复溜	阴谷

包络	中冲	劳宫	大陵	间使	曲泽
肝	大敦	行间	太冲	中封	曲泉
	春刺	夏刺	季夏刺	秋刺	冬刺

	井（金）	荥（水）	俞④（木）	原	经（火）	合（土）
大肠	商阳	二间	三间	合谷	阳溪	曲池
胃	厉兑	内庭	陷谷	冲阳	解溪	三里
小肠	少泽	前谷	后溪	腕骨	阳谷	小海⑤
膀胱	至阴	通谷	束骨	京骨	昆仑	委中
三焦	关冲	液门	中渚	阳池	支沟	天井
胆	窍阴	侠溪	临泣	丘墟	阳辅	阳陵泉
	所出	所溜	所注	所过	所行	所入

　　五脏、包络无原穴，六腑有原穴⑥。五脏、包络木、火、土、金、水，六腑金、水、木、火、土⑦。生我者母也，我生者子也。本经如虚宜补其母，本经如实宜泻其子⑧，十二经皆然。

　　滑氏⑨曰：诸井肌肉浅薄，泻井当泻荥，补井当补合。

【校注】

① 九气：指怒、喜、悲、恐、寒、炅（热）、惊、劳、思九种致病因素。

② 里转：拇指向前左转。

③ 外驰：拇指向后右转。

④ 俞：现在统一写作"输"。

⑤ 小海：原作"少海"，据《针灸大成》改。

⑥ 五脏、包络无原穴，六腑有原穴：阴经的腧穴、原穴为一个穴，如太冲，既是

足厥阴肝经的输穴，又是原穴。阳经在五输穴之外，另有一原穴，如合谷为手阳明大肠经的原穴。

⑦ 五脏、包络木、火、土、金、水，六腑金、水、木、火、土：阴经五输穴的五行属性为井穴属木，荥穴属火，输穴属土，经穴属金，合穴属水。阳经五输穴的五行属性为井穴属金，荥穴属水，输穴属木，经穴属火，合穴属土。

⑧ 本经如虚宜补其母，本经如实宜泻其子：指本经经气虚可以补本经的母穴，实可以泻本经的子穴。如肺属金，肺经气虚可以补本经土穴太渊，肺经气实取泻水穴尺泽。

⑨ 滑氏：指滑寿，字伯仁，晚号樱宁生，元代医学家。撰《十四经发挥》等。泻井泻荥说见《难经·七十三难》记载，"诸井者，肌肉浅薄，气少不足使也。刺之奈何？然，诸井者，木也；荥者，火也。火者，木之子，当刺井者，以荥泻之"。

穴 目

十二经①

后穴下有八，有十一、十二者，言穴在八章、十一、十二章也。余皆如此。

肺经：少商八、鱼际、太渊、经渠、列缺、孔最、尺泽、侠白、天府、云门、中府。

大肠：商阳十一、二间、三间、合谷、阳溪、偏历、温溜、下廉、上廉、三里②、曲池、肘髎十二、五里③、臂臑、肩髃、巨骨、天鼎、扶突、禾髎④、迎香。

脾经：隐白十四、大都、太白、公孙、商丘、三阴交、漏谷、地机、阴陵泉、血海、箕门、冲门十五、府舍、腹结、大横、腹哀、食窦、天溪、胸乡、周荣、大包。

胃经：厉兑二十、内庭、陷谷⑤、冲阳、解溪、丰隆、下廉、条口、上廉、三里⑥、犊鼻、梁丘、阴市、伏兔十九、髀关、气冲、归来、水道、大巨、外陵、天枢、滑肉门、太乙、关门、梁门、承满、不容、乳根、乳中、膺窗、屋翳、库房十八、气户、缺盆、气舍、水突、人迎、大迎、地仓、巨髎、四白、承泣、颊车、下关、头维十七。

心经：少冲二十一、少府、神门、阴郄、通里、灵道、少海、青灵、极泉。

小肠：少泽二十三、前谷、后溪、腕骨、阳谷、养老、支正、小海、肩贞、臑俞、天宗、秉风、曲垣、肩外俞、肩中俞、天窗、天容、颧髎、听宫。

肾经：涌泉二十五、然谷、太溪、大钟、水泉、照海、复溜、交信二十六、筑宾、阴谷、横骨、大赫、气穴、四满、中注、肓俞、商曲、石关、阴都、通谷⑦、幽门、步廊、神封、灵墟二十七、神藏、或中、俞府⑧。

膀胱：至阴、通谷⑨、束骨、京骨、金门、申脉、仆参、昆仑、跗阳、飞扬、承山、承筋、合阳、委中、委阳、浮郄、殷门、承扶三十一、秩边、胞肓、志室、肓门、胃仓、意舍、阳纲、魂门、膈关、噫嘻⑩、神堂、魄户、膏肓、附分、会阳、下髎、中髎三十、次髎、上髎、白环俞、中膂俞、膀胱俞、小肠俞、关元俞、大肠俞、气海俞、肾俞、三焦俞、胃俞、脾俞二十九、胆俞、肝俞、膈俞、督俞、心俞、厥阴俞、肺俞、风门、大杼、天柱、玉枕二十九、络却、通天、五处、承光、曲差、眉冲、攒竹、睛明。

包络：中冲三十五、劳宫、大陵、内关、间使、郄门、曲泽、天泉、天池。

三焦：关冲、液门、中渚、阳池、外关、支沟、会宗、三阳络、四渎、天井、清冷渊、消泺、臑会、肩髎、天髎、天牖、翳风三十七、瘈脉、颅息、角孙、丝竹空、和髎⑪、耳门。

肝经⑫：大敦三十九、行间、太冲、中封、蠡沟、中都、膝关、曲泉、阴包、五里⑬、阴廉、章门、期门。

胆经：窍阴[14]四十三、侠溪、地五会、临泣[15]、丘墟、悬钟、阳辅、光明、外丘、阳交、阳陵泉、阳关、中渎四十二、风市、环跳、居髎、维道、五枢、带脉、京门、日月、辄筋、渊液、肩井、风池、脑空四十二、承灵四十一、正营、目窗、临泣[16]、阳白、本神、完骨、窍阴[17]、浮白、天冲、率谷、曲鬓、悬厘、悬颅、颔厌、客主人[18]、听会、瞳子髎四十一。

奇经八脉

督脉：鼻柱下四十四、素髎、水沟、兑端、龈交。

额上行：神庭、上星、囟会、前顶、百会。

顶后：后顶、强间、脑户、风府、哑门。

背脊：大椎、陶道、身柱、神道、灵台四十五、至阳、筋缩、脊中、悬枢、命门、阳关、腰俞、长强。

任脉：承浆四十七、廉泉、天突[19]、璇玑、华盖、紫宫、玉堂、膻中、中庭、鸠尾、巨阙、上脘、中脘、建里、下脘、水分、神阙、阴交、气海、石门、关元、中极、曲骨、会阴。

冲脉[20]：幽门四十八、通谷[21]、阴都、石关、商曲、肓俞、中注、四满、气穴、大赫、横骨。

带脉：带脉、五枢、维道。

阳跷[22]：申脉、仆参、跗阳[23]、居髎、肩髃、巨骨、臑俞、地仓、巨髎、承泣。

阴跷[24]：照海、交信。

阳维[25]：金门、阳交、臑俞、臑会、天髎、肩井、阳白、本神、临泣[26]、目窗、正营、承灵、脑空、风池、日月、风府、哑门。

阴维：筑宾、腹哀、大横、府舍、期门、天突、廉泉。

经外奇穴

内迎香四十九、鼻准、耳尖、聚泉、金津、玉液、海泉、鱼腰、太阳、大骨空㉗、中魁、八风、八邪、十宣穴、五虎穴、肘尖、肩柱骨、二白、独阴、内踝尖、外踝尖、鬼眼穴、中泉、小骨空、印堂、子宫、兰门、百虫窠。

【校注】

① 十二经：原无，据内容补。

② 三里：为手三里。

③ 五里：为手五里。

④ 禾髎：为口禾髎。

⑤ 陷谷：原为"陷骨"。

⑥ 下廉、上廉、三里：分别为下巨虚、上巨虚、足三里。

⑦ 通谷：为腹通谷。

⑧ 俞府：原作"腧府"。

⑨ 通谷：足通谷。

⑩ 噫嘻：为譩譆。

⑪ 和髎：耳和髎。

⑫ 肝经：为十四穴，少急脉。

⑬ 五里：足五里。

⑭ 窍阴：足窍阴。

⑮ 临泣：足临泣。

⑯ 临泣：头临泣。

⑰ 窍阴：头窍阴。

⑱ 客主人：上关。

⑲ 天突：原作"天督"，据《针灸大成》改。

⑳ 冲脉：现行冲脉的腧穴，在李氏记载的基础上增加有会阴、阴交、气冲。

㉑ 通谷：指腹通谷。

㉒ 阳跷：现行阳跷脉的腧穴，在李氏记载的基础上增加有天髎、睛明。

㉓ 跗阳：原为附阳，据《针灸大成》改。

㉔ 阴跷：现行阴跷脉的腧穴，在李氏记载的基础上增加睛明穴。

㉕ 阳维：现行阳维脉的腧穴，在李氏记载的基础上少臑会、日月，增加有头维。

㉖ 临泣：指头临泣。

㉗ 空：原脱此字，据《针灸大成》补。

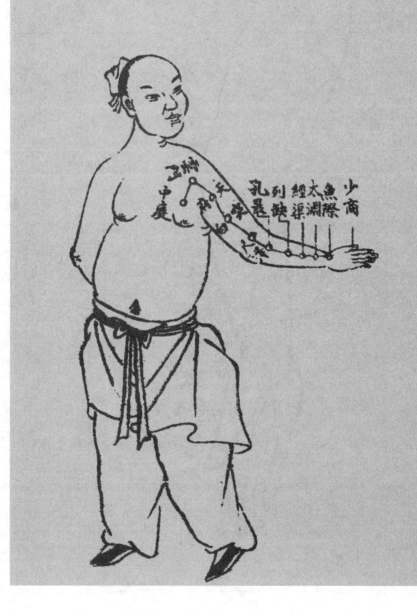

手太陰肺經

脾去手

中府 云門 天府 俠白 尺澤 孔最 列缺 經渠 太淵 魚際 少商

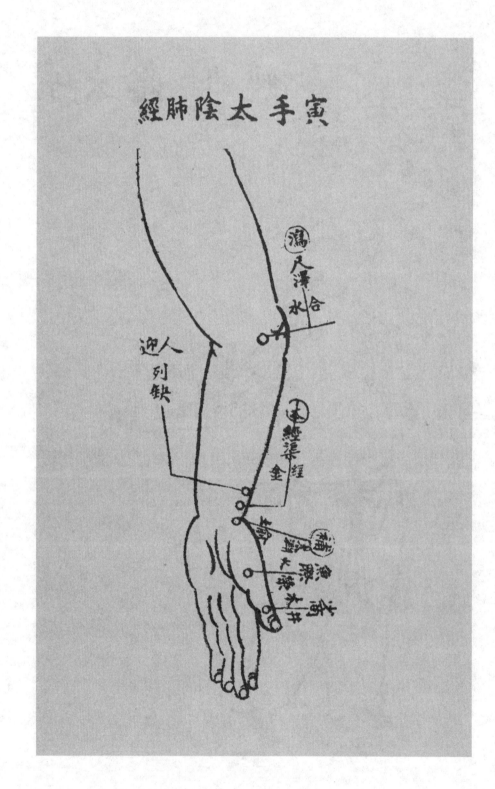

手太阴肺经穴

中府①：云门下一寸六分②，乳上三肋间，动脉应手陷中，去胸中行各六寸③。肺之募，募犹结募也，言经气聚此。手足太阴二脉之会。针三分，灸五壮。

云门：巨骨④下，侠气户旁二寸陷中，动脉应手，举臂取之，去胸中行各六寸。针七分、三分，灸五壮。

天府⑤：腋下三寸，肘腕上五寸，动脉中，用鼻尖点墨到处是穴。针四分。

侠⑥白：天府下去肘五寸，动脉中。针三分，灸五壮。

尺泽：肘中约纹⑦上，动脉中，屈肘横纹，筋骨罅⑧陷中。肺水穴也，肺实泻之。针三分，灸五壮。

孔最：去腕上七寸，侧取之。针二分，灸五壮。

列缺：肺络别走阳明⑨。去腕侧上一寸五分，以两手交叉，食指尽处，两筋骨罅中。针二分，灸七壮。

经渠：寸口动脉陷中，肺金穴也。针二分。

太渊：掌后内侧横纹头，动脉中，肺土穴也，肺虚补之。《难经》曰：脉会太渊。《疏》⑩曰：脉病治此。灸三壮，针二分。

鱼际：大指本节⑪后，内侧白肉际陷中。又云：散脉⑫中。肺火穴也。针二分。

少商：大指内侧，去爪甲角如韭叶，肺木穴也。宜以三棱针刺之，微出血，泄五脏热。唐刺史成君绰忽颔肿大如升，喉中闭塞，水粒不下三日，甄权⑬以三棱针刺之，微出血，立愈，泻脏热也。

【校注】

① 中府：《针灸甲乙经》记载"云门穴下一寸"。

② 云门穴下一寸六分：见《太平圣惠方》。自古有"一寸""一寸六分"之别，指上、下肋间的距离，上胸部肋间隙略小，故有"一寸"之说。定位云门下 1 寸，平第一肋间隙，距前正中线 6 寸。

③ 去胸中行各六寸：指前正中线旁开 6 寸。

④ 巨骨：指锁骨。

⑤ 天府：《针灸甲乙经》和《针灸资生经》均记载"在腋下三寸……"本书定位记载见《针灸大成》，即主张"腋下三寸"又有"肘腕上五寸"，二者相加不合骨度之 9 寸，疑有误。根据最新国家标准定位在臂内侧面，肱二头肌桡侧缘，腋前纹头下 3 寸。

⑥ 侠：原作"夹"，根据最新国家标准改。

⑦ 肘中约纹：指肘横纹。

⑧ 罅：指缝隙。

⑨ 别走阳明：列缺为手太阴肺经的络穴，由此别出后，走向手阳明大肠经。

⑩ 《疏》：此指宋代侯自然撰写的《难经疏》。

⑪ 本节：指手部的掌指关节或足部的跖趾关节。其中，大指本节指第一掌指关节；食指本节指第二掌指关节；小指本节指第五掌指关节；足大趾本节指第一跖趾关节等。

⑫ 散脉：即脉的散行者，相当于局部分部较密的浅表静脉。

⑬ 甄权：唐代名医，许州扶沟（今河南扶沟县）人，长于针灸，撰有《针方》《明堂人形图》等书。医案见《千金方》，后《圣济总录》《针灸大成》等书均有转载。

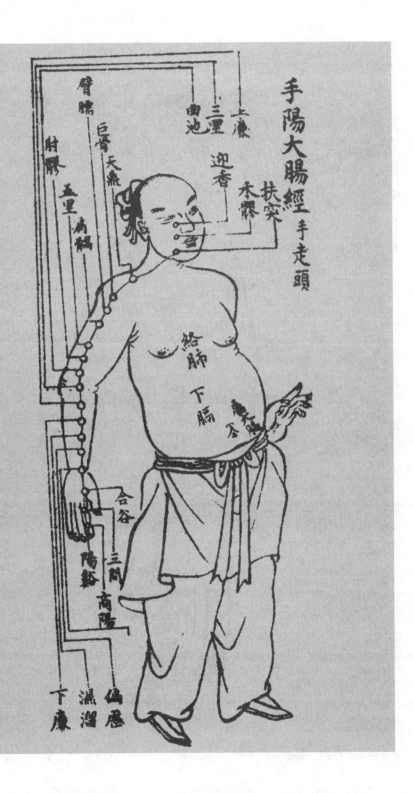

手陽大腸經 手走頭

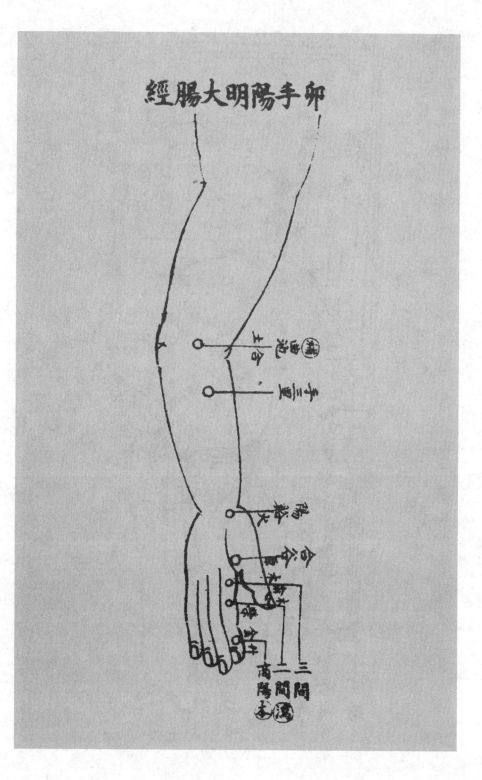

手阳明大肠经穴

商阳:手大指、次指内侧,去爪甲角如韭叶,大肠金穴也。灸三壮,针一分。

二间:食指本节前内侧陷中,大肠水穴也,大肠实泻之。三分,三壮。

三间:食指本节后内侧陷中,大肠木穴也。三分,三壮。东垣[①]曰:气在于臂取之。先去血脉,后深取手阳明之荣、俞,二间,三间。

合谷:手大指、次指歧骨[②]间陷中,大肠原穴也。虚实皆拔之。三分,三壮。妇人妊娠,可泻不可补,补即堕胎。详见足太阴脾,三阴交下。

阳溪:腕中上侧两筋[③]间陷中,大肠火穴也。三分、三壮。

偏历:腕中后三寸,大肠脉别走太阴。三分,三壮。实泻虚补。

温溜:在腕后五寸六寸间。三分,三壮。

下廉:辅骨[④]下,去上廉一寸,辅锐肉分外斜[⑤]。针五分,灸三壮。

上廉:三里下一寸,阳明之会,外斜。针五分,灸三壮。

三里:曲池下二寸,按之肉起,锐肉之端,针三分,二壮。

曲池:肘外辅骨,屈肘横纹头陷中。以手拱胸取之。大肠土穴也。针七分,得气先泻后补,三壮。

肘髎:大骨外廉,陷中。三壮,三分。

五里:肘上三寸,行向里,大脉中央。十壮。

臂臑:肘上七寸,䐃肉端[⑥],肩髃下一寸,两筋两骨[⑦]罅陷宛宛中,举臂取之。手阳明之络,手足太阳、阳维之会。三壮,三分。

肩髃:髆骨头肩端上,两骨罅间陷中宛宛中,举臂取之有空。手阳明、阳跷之会。七壮、一寸。又六分。唐鲁州刺史库狄嵚风痹,不能挽弓,甄权针肩髃,针进可射。

巨骨:肩尖端上行,两叉骨⑧罅间陷中,手阳明、阳跷之会。五壮,一寸半,泻之勿补。

天鼎:颈缺盆⑨上,直扶突后一寸四,三壮。

扶突:气舍上一寸五分,在颈当曲颊⑩下一寸,人迎后一寸五分,仰而取之。三壮,三分。

禾髎:鼻孔下,侠水沟旁五分。三分。

迎香⑪:禾髎上一寸,鼻下孔旁五分。手、足阳明之会。针三分,禁灸。

【校注】

① 东垣:名李杲,号东垣先生,金元四大家之一,著有《脾胃论》等。此段见《脾胃论·胃气下溜五脏气皆乱其为病互相出见论》:"气在与臂足,取之先去血脉,后取其阳明、少阳之荥、输。"去血脉,指通过刺血,达到疏通血脉的目的。

② 歧骨:即骨的分叉部位。此指第一、第二掌骨之间。

③ 两筋:指拇短伸肌腱与拇长伸肌腱。

④ 辅骨:指桡骨。

⑤ 辅锐肉分外斜:指桡侧伸腕短肌外斜缝中。

⑥ 腘肉端:指三角肌下端止点。

⑦ 两骨:指肩峰与肱骨大结节。

⑧ 两叉骨:即肩胛骨和锁骨的交接处。

⑨ 缺盆:即锁骨上窝。

⑩ 曲颊:即下颌骨角。

⑪ 迎香:原定位为"禾髎上一寸五分,在颈当曲颊下一寸,人迎后一寸五分,仰而取之。三壮,三分",疑与"扶突"窜文,据《针灸大成》改。

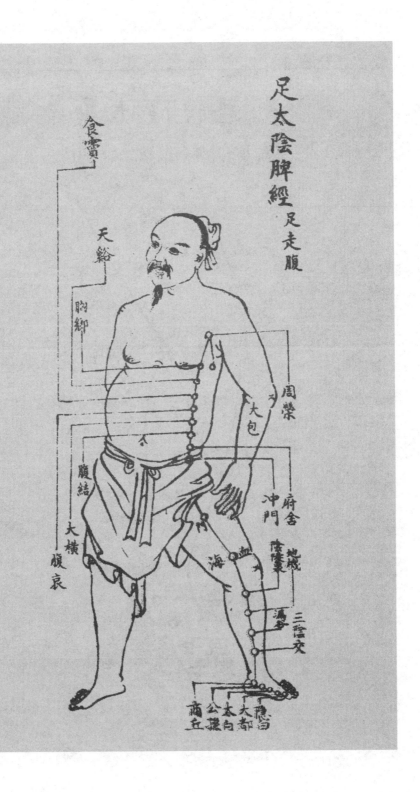

足太陰脾經 足走腹

食竇

天谿

胸鄉

周榮

大包

腹結

府舍

冲門

大橫

血海

陰陵泉

地機

漏谷

腹哀

三陰交

商丘

公孫

太白

大都

隱白

足太陰脾經

足太阴脾经穴

隐白:足大趾端内侧,去爪甲角如韭叶,脾木穴也。三壮,三分。

大都:足大趾本节后内侧陷中,骨缝赤白肉际,脾火穴也,脾虚补之。三壮,三分。

太白:足大趾内侧,内踝前核骨①下陷中,脾土穴也。三壮,三分。

公孙:足大趾本节后一寸,内踝前。足太阴络脉,别去阳明胃经。三壮,四分。

商丘:足内踝骨下微前陷中,前有中封,后有照海,其穴居中。脾金穴也,脾实泻之。三壮,三分。

三阴交:内踝上三寸,骨下陷中。足太阴、少阴、厥阴之会。三壮,三分。

漏谷:内踝上六寸,胻骨②下陷中。三分。

地机:膝下五寸,膝内侧辅骨下陷中③,伸足取之。足太阴郄,别走,上一寸,有空。三壮,三分。

阴陵泉:膝下内侧辅骨下陷中,伸足取之,在膝横纹头下,脾水穴也。五分。

血海:膝膑上,内廉白肉际,二寸半。三壮,五分。

箕门:鱼腹上越筋④间。三壮。

冲门⑤:府舍下一寸,横骨两端约中动脉,去腹中行各四寸半。五壮,七分。

府舍⑥:腹结下二寸,去腹中行各四寸半。五壮,七分。

腹结⑦:大横下一寸三分,去腹中行各四寸半。五壮,七分。

大横⑧:腹哀下三寸五分,去腹中行各四寸半。五壮,七分。

腹哀⑨:日月下一寸五分,去腹中行各四寸半。三分。

食窦:天溪下一寸六分,去腹中行各六寸,举臂取之。五壮,四分。

天溪:胸乡下一寸六分陷中,去胸中行六寸,仰而取之。五壮,四分。

胸乡:周荣下一寸六分,去胸中行各六寸,仰而取之。五壮,四分。

周荣:中府下一寸六分,去胸中行各六寸,仰而取之。五壮,四分。

大包:渊液下三寸,脾之大络,总统阴阳诸络。三壮,三分。

【校注】

① 核骨:指足大趾本节与跖骨结合之关节。《医宗金鉴》:"足大趾本节后侧圆骨努突者,一名核骨。"

② 胻(héng)骨:指胫骨。

③ 辅骨下陷中:指胫骨后缘凹陷中。

④ 鱼腹:指膝上股内隆起的肌肉部位。 筋:指缝匠肌与股内侧肌。

⑤ 冲门:《针方六集》记载"……侠任脉两旁各四寸"。《针灸逢源》记载"……去中各三寸半"。 本书记载见《针灸资生经》"……去腹中行各四寸半"。 与腹部中线的距离有三寸半、四寸、四寸半之说均源于各自所载脾经腹部纵行与任脉的距离。 下腹部脾经距中线为四寸,因少腹下部形体自然稍窄,此处当取三寸半。 现在国家标准定位在腹股沟外侧,距耻骨联合上缘中点3.5寸,当髂外动脉搏动处的外侧。

⑥ 府舍:现为脐中下 4 寸,距前正中线 4 寸。

⑦ 腹结:现为横下 1.3 寸,距前正中线 4 寸。

⑧ 大横:现为脐中旁开 4 寸。

⑨ 腹哀:现为脐中上 3 寸,距前正中线 4 寸。

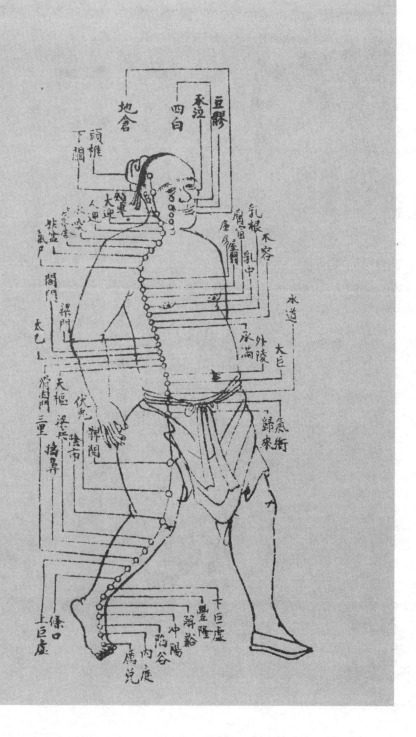

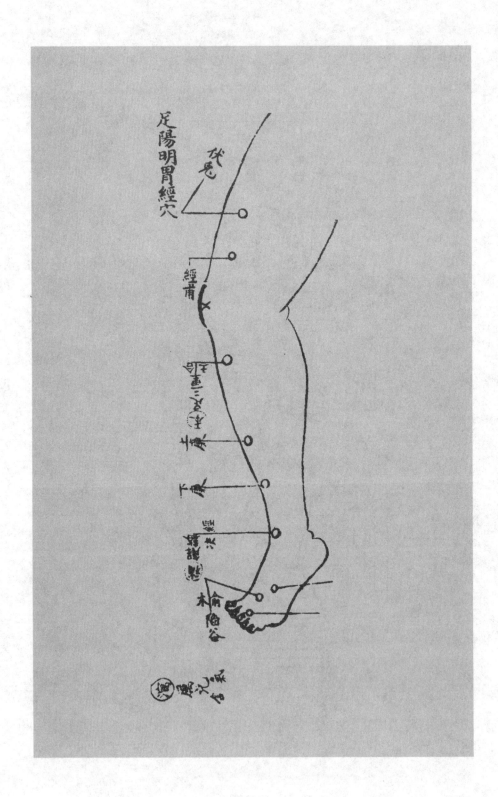

足阳明胃经穴

头维：额角入发际，本神旁一寸五分，神庭旁四寸五分。足阳明、少阳之会。三分。

下关：客主人下，耳前动脉下廉，合口有空，开口则闭，侧卧闭口取之，足阳明、少阳之会。三分、三壮。

颊车：耳下八分，曲颊端，近前陷中，侧卧开①口有空②取之。四分，得气即泻。七壮，炷如小麦大。

承泣：目下七分，直瞳子陷中，足阳明、阳跷脉、任脉之会。灸三壮。

四白：目下一寸，直瞳子，令病人正视取之。四分，七壮。

巨髎：侠鼻孔旁八分，直瞳子下，平水沟，手、足阳明，阳跷脉之会。三分，得气即泻。七壮。

地仓：侠口吻旁四分③，外近下有动脉。手、足阳明，阳跷脉之会。三分，得气即泻，二七壮。

大迎：曲颔前一寸二分，骨陷中动脉。三分，三壮。

人迎：颈大脉动应手，侠结喉④两旁，一寸五分，仰而取之。四分。

水突：颈大筋⑤前，直人迎下，气舍上。三分，三壮。

气舍：颈直人迎下，侠天突陷中。三壮、三分。

缺盆：肩下横骨⑥陷中。三壮，三分。

气户：巨骨下，俞府两旁，各二寸陷中，去中行各四寸，仰而取⑦之。三分，五壮。

库房：气户下一寸六分陷中，去中行各四寸。五壮，三分。

屋翳：库房下一寸六分陷中，去中行各四寸，仰而取之。四分，五壮。

膺窗：屋翳下一寸六分陷中，去中行各四寸。四分，五壮。

乳中：当乳中是，微刺之。三分。

乳根：乳中下一寸六分陷中，去中行各四寸，仰而取之。五壮，三分。

不容⑧：幽门下，相去一寸五分，去中行各三寸。五壮，三分。

承满⑨：不容下一寸，去中行各三寸。五壮，三分。

梁门⑩：承满下一寸，去中行各三寸。五壮，三分。

关门⑪：梁门下一寸，去中行各三寸。五壮，三分。

太乙⑫：关门下一寸，去中行各三寸。五壮，八分。

滑肉门⑬：太乙下一寸，去中行各三寸。五壮，八分。

天枢：去肓俞一寸，侠脐中，两旁各二寸。百壮，五分。

外陵：天枢下一寸，去中行各二寸。五壮，三分。

大巨：外陵下一寸，去中行各二寸。五壮，五分。

水道：大巨下三寸，去中行各二寸。五壮，三分。

归来：水道下二寸，去中行各二寸。五壮，五分。

气冲：归来下一寸，去中行各二寸。动脉应手，宛宛中，冲脉所起。七壮，炷如大麦，禁针。

髀关：伏兔后交纹中。三壮，六分。

伏兔：膝上六寸，起肉，正跪坐而取之。以左右各三指，按捺上有肉起，如兔之状，因以此名。

阴市：膝上三寸，伏兔下陷中，拜而取之⑭。三分，禁灸。

梁丘：膝上二寸，两筋间。三壮，三分。

犊鼻：膝膑下，胻骨上，侠解大筋⑮陷中。三壮，三分。

三里：膝下三寸，胻骨外廉，大筋⑯内宛宛中，两筋⑰肉分间，举足取之，极重按之，则跗上动脉止矣，胃土穴也。三壮，一寸。

上廉：三里下三寸，两筋骨罅中，举足得之。三壮，三分。甄权随年为壮。

条口：下廉上一寸，举足取之。三壮，五分。

下廉：上廉下三寸，两筋骨罅中，蹲地举足取之。三壮，八分。

丰隆：外踝上八寸，下胻外廉陷中，足阳明络别走太阴。三壮，三分。

解溪：冲阳后一寸，腕⑱上陷中，足大趾⑲、次趾直上，跗上陷者宛宛中，胃火穴也。三壮、五分，补之。

冲阳：足跗上五寸，去陷谷二寸，骨间动脉，胃原穴也。胃虚、实皆拔之，三壮，五分。

陷谷：足大趾、次趾外间，本节后陷中，去内庭二寸，木穴也。三壮，三分。

内庭：足大趾、次趾外间陷中，胃水穴也。三壮、三分。

厉兑：足大趾、次趾之端，去爪甲角如韭叶，胃金穴也。胃实泻之，一壮、一分。

【校注】

① 开：原作"闭"，据《针灸大成》改。

② 空：原脱，据《针灸大成》补。

③ 分：原作"寸"，据《针灸大成》改。

④ 结喉：又称喉结。在颈正前方之突起处。

⑤ 颈大筋：指胸锁乳突肌。

⑥ 缺盆：本条原脱，据《针灸大成》补。肩下横骨：指锁骨。

⑦ 取：原作"出"，据《针灸大成》改。

⑧ 不容：现为脐中上 6 寸，距前正中线 2 寸。

⑨ 承满：现为脐中上 5 寸，距前正中线 2 寸。

⑩ 梁门：现为脐中上 4 寸，距前正中线 2 寸。

⑪ 关门：现为脐中上 3 寸，距前正中线 2 寸。

⑫ 太乙：现为脐中上 2 寸，距前正中线 2 寸。

⑬ 滑肉门：现为脐中上 1 寸，距前正中线 2 寸。

⑭ 拜而取之：指跪拜屈膝的体位。

⑮ 侠解大筋：指髌韧带。

⑯ 大筋：指胫骨前肌。

⑰两筋：指胫骨前肌与伸趾长肌。

⑱ 腕：指足腕，即踝关节。

⑲ 趾：原作"指"，据国家标准改，下同。

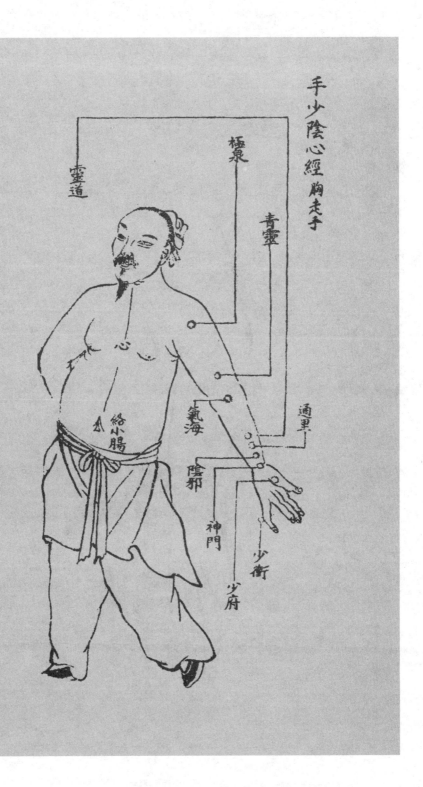

手少陰心經胸走手

極泉

靈道

青靈

通里

氣海

絡小腸

心

陰郄

神門

少衝

少府

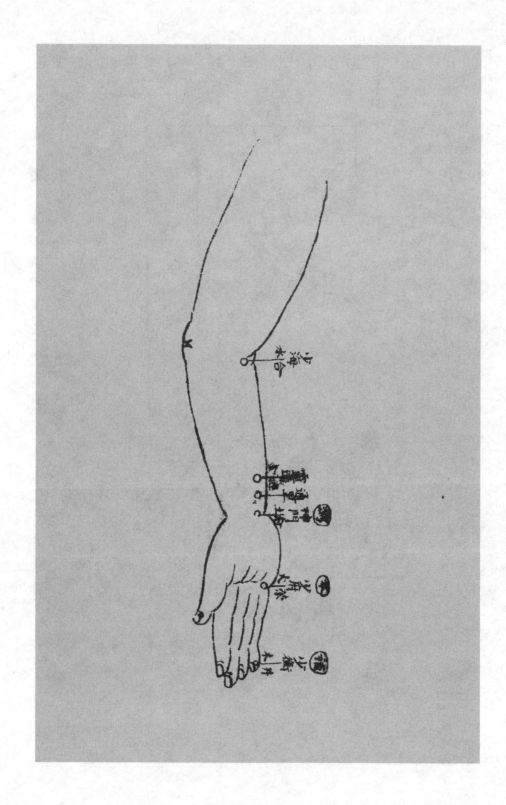

手少阴心经穴

极泉:臂内腋下筋间①动脉入胸。七壮,三分。

青灵:肘上三寸,伸肘举臂取之。七壮。

少海:肘内廉节②后,大骨③外,去肘端五分,屈肘向头得之,心水穴也。三壮,三分。

灵道:掌后一寸五分,心金穴也。三壮,三分。

通里:掌后一寸陷中,手少阴心脉之络。三壮,三分。

阴郄:掌后脉中,去腕五分。七壮,三分。

神门:掌后锐骨④端陷中,心土穴也。泄之,七壮,三分。

少府:手小指本节后骨缝陷中,心火穴也。七壮,二分。

少冲:手小指内侧,去爪甲角如韭叶,心木穴也。三壮,一分,补之。

【校注】

① 腋下筋间:指腋窝前后壁之间。相当于喙肱肌和肱三头肌之间。

② 肘内廉节:指肘关节。

③ 大骨:指肱骨内上髁。

④ 锐骨:指手掌后小指侧的高骨,即尺骨小头。

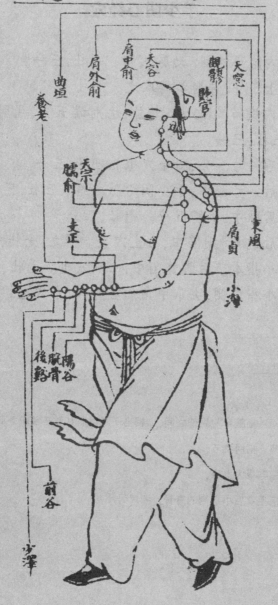

中医名家珍稀典籍校注

——

《针灸易学》校注

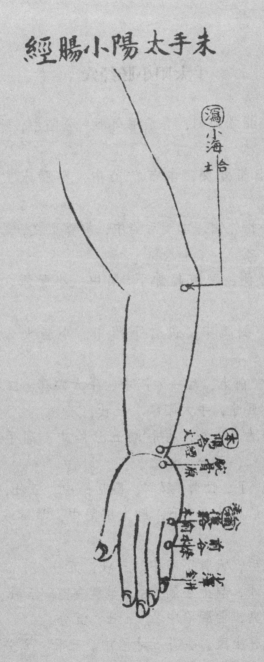

手太阳小肠经穴

少泽：手小指端外侧，去爪甲角下一分陷中，小肠金穴也。三壮，一分。

前谷：手小指外侧，本节前陷中，小肠水穴也。一壮，一分。

后溪：手小指外侧，本节后陷中，握拳取之，小肠木穴也。一壮，一分，补之。

腕骨：手外侧，腕前起骨下^①陷中，小肠原穴也。三壮，二分。

阳谷：手外侧腕中，锐骨下陷中，小肠火穴也。三壮，二分。

养老：踝骨^②前上，后一寸陷中，手太阳郄，二壮，三分。

支正：腕后五寸，手太阳络。三壮，三分。

小海：肘外大骨^③外，去肘端五分陷中，屈手向头取之，小肠土穴也。三壮，三分，泄之。

肩贞：曲胛^④下，两骨^⑤解间，髃后陷中。三壮，五分。

臑俞：侠肩髎后大骨^⑥下，胛上廉陷中，举臂取之。三壮，八分。

天宗：秉风后，大骨下陷中。三壮，五分。

秉风：天髎外，肩上小髃^⑦后，举臂有空。五壮，五分。

曲垣：肩中央，曲胛陷中^⑧。三壮，五分。

肩外俞：肩胛上廉，去脊三寸陷中。三壮，六分。

肩中俞：肩胛内廉，去脊二寸陷中。三壮，六分。

天窗：颈大筋^⑨间，前曲颊^⑩下，扶突后，动脉应手，陷中。三壮，三分。

天容：耳下曲颊后。三壮，一寸。

颧髎：面頄骨⑪下廉，锐骨端陷中。三分。

听宫：耳中珠子⑫，大如赤小豆，手、足少阳，手太阳三

脉之会。三壮，三分。

【校注】

① 起骨下：指第五掌骨基底部。

② 踝骨：此指尺骨小头。

③ 肘外大骨：指肱骨内上髁。

④ 曲胛：指肩胛骨。

⑤ 两骨：指肩胛骨的外缘和肱骨。

⑥ 大骨：指肩胛冈。

⑦ 肩上小髃：指肩锁关节。

⑧ 曲胛陷中：即肩胛冈内端弯曲处，此大约为脊柱与肩峰连线的中点。

⑨ 颈大筋：指胸锁乳突肌。

⑩ 曲颊：指下颌骨角。

⑪ 面頄骨：指颧骨。

⑫ 耳中珠子：指耳屏。

足少陰腎經足走腹

經腎陰少足圖

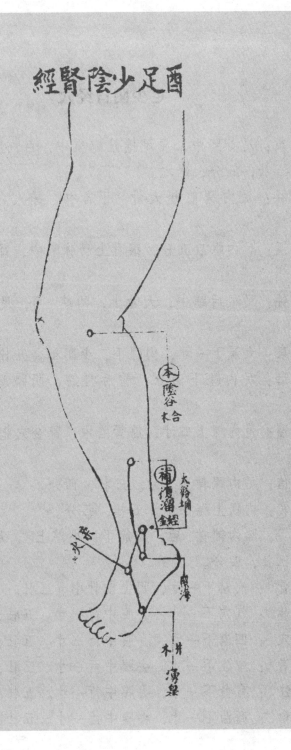

足少阴肾经穴

涌泉：足心陷中，屈足捲趾宛宛中，白肉际，跪取。肾木穴也。三壮，五分，泄之。

然谷：足内踝前起大骨①下陷中，肾火穴也。三壮，三分。

太溪：足内踝后五分，跟骨上动脉陷中，肾土穴也。三壮，三分。

大钟：足跟后踵中，大骨上，两筋②间，足少阴络。三壮，二分。

水泉：太溪下一寸，内踝下，少阴郄。五壮，四分。

照海：足内踝下四分，前后有筋，阴跷脉生。三壮，四分。

复溜：足内踝上二寸，筋骨陷中，肾金穴也。五壮，三分，补之。

交信：足内踝骨上二寸。三壮，四分。

筑宾：内踝上腨分中。五壮，三分。

阴谷：膝内辅骨③后，大筋下，小筋上④，屈膝乃得，肾水穴也。三壮，四分。

横骨⑤：大赫下一寸，阴上横骨中。三壮。

大赫⑥：气穴下一寸，去腹中行一寸。五壮，三分。

气穴⑦：四满下一寸，去腹中行一寸。五壮，三分。

四满⑧：中注下一寸，去腹中行一寸。三壮，三分。

中注⑨：肓俞下一寸，去腹中行一寸。五壮，一寸。

肓俞⑩：商曲下一寸，去腹中行一寸。五壮，一寸。

商曲⑪：石关下一寸，去腹中行一寸五分。五壮，一寸。

石关⑫：阴都下一寸，去腹中行一寸五分。三壮，一寸。

阴都⑬：通谷下一寸，去腹中行一寸五分。三壮，三分。

通谷⑭：幽门下一寸，去腹中行一寸五分。五壮，三分。

幽门⑮：侠巨阙两旁一寸五分，陷中。五壮，五分。

步廊⑯：神封下一寸六分陷中，去胸中行二寸，仰取。五壮，三分。

神封：灵墟下一寸六分陷中，去胸中行二寸，仰取。五壮，三分。

灵墟：神藏下一寸六分陷中，去胸中行二寸，仰取。五壮，三分。

神藏：或中下一寸六分，去胸中行二寸，仰取。五壮，四分。

或中：俞府下一寸六分，去胸中行二寸，仰取。五壮，四分。

俞府：气舍下璇玑旁二寸陷中，仰取。三壮，四分。

【校注】

① 大骨：此指足舟骨粗隆。

② 两筋：指跖肌腱和跟腱。

③ 膝内辅骨：指胫骨内侧髁。

④ 大筋下，小筋上：指半膜肌肌腱和半腱肌肌腱之间。

⑤ 横骨：在与距腹正中线之距离上有三种，一是去中行半寸，见于《针灸甲乙经》《千金方》《外台秘要》《铜人腧穴针灸图经》《十四经发挥》等书。二是去中行一寸半，见于《针灸资生经》《针灸聚英》等。三是去中行一寸，见于《针灸大成》。历代从《针灸甲乙经》者多，今人均从之，故标准定位也取半寸之说。现在国家标准为前正中线旁开0.5寸。脐中下5寸为横骨。

⑥ 大赫：现为脐中下 4 寸，距前正中线 0.5 寸。

⑦ 气穴：现为脐中下 3 寸，距前正中线 0.5 寸。

⑧ 四满：现为脐中下 2 寸，距前正中线 0.5 寸。

⑨ 中注：现为脐中下 1 寸，距前正中线 0.5 寸。

⑩ 肓俞：现为脐中旁开 0.5 寸。

⑪ 商曲：现为脐上 2 寸，距前正中线 0.5 寸。

⑫ 石关：现为脐上 3 寸，距前正中线 0.5 寸。

⑬ 阴都：现为脐上 4 寸，距前正中线 0.5 寸。

⑭ 通谷：现为脐上 5 寸，距前正中线 0.5 寸。

⑮ 幽门：现为脐上 6 寸，距前正中线 0.5 寸。

⑯ 廊：原作"郎"。

足頭走經胱膀陽太足

通天
承光 睛明 玉枕 天柱
立 曲中 攢 络却
廇 眉 竹
附分 大杼 肺俞 肝俞 腰俞
膏肓 魄戶 風門 心俞 膈俞 胃俞
譩譆 神堂 腎俞 胆俞
魂門 膈關 膀胱俞
意舍 志室 小腸俞 三焦俞 會陽
胞肓 肓門 膀胱俞 腎俞 氣海俞
陽綱 胃倉 中膂俞 關元俞 大腸俞
秩邊 白環俞 膀胱俞
承山 合陽 浮郄
附陽 委中 殷門 承扶
承筋 委陽
飛陽 毒陽 金門 束骨 至陰
僕參 申脈 京骨 通谷

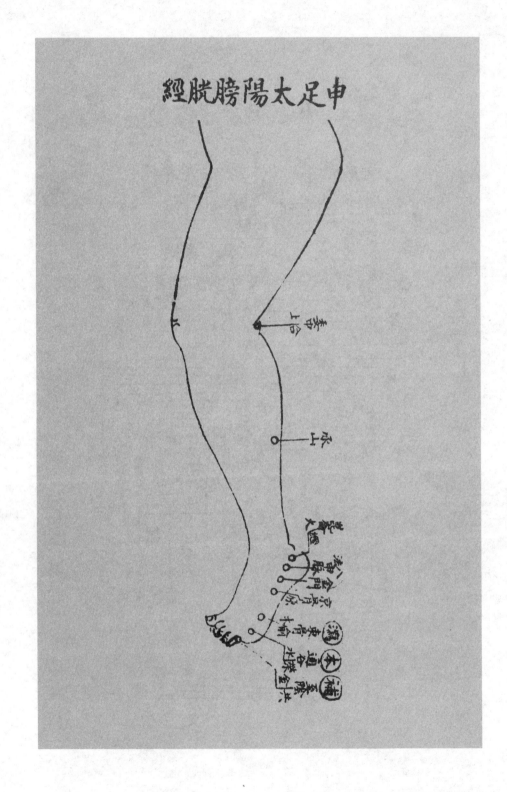

足太阳膀胱经穴

睛明：目内眦头外一分宛宛中，手、足太阳，足阳明，阴、阳跷，五脉之会。一分半。

攒竹：两眉头陷中。三壮，二分。

眉冲：直眉头上，神庭、曲差之间，三分。

曲差：神庭旁一寸五分，入发际。三壮二分。

五处：侠上星旁一寸五分。三壮，三分。

承光：五处后一寸五分，禁灸，三分。

通天：承光后一寸五分，三壮，三分。

络却：通天后一寸五分，三壮，三分。

玉枕：络却后一寸五分，侠脑户旁一寸三分，起肉枕骨上，入发际二寸。三壮，三分。

天柱：侠项后发际，大筋①外廉陷中。七壮，五分。

大杼：项后第一椎下②两旁，相去脊各一寸五分陷中，正坐取之。七壮，五分。

风门：二椎下两旁，相去脊各一寸五分，正坐取之。五壮，三分。

肺俞：三椎下两旁，相去脊各一寸五分。三壮，三分。

厥阴俞：四椎下两旁，相去脊各一寸五分，正坐取之。七壮，三分。

心俞：五椎下两旁，相去脊各一寸五分，正坐取之。三壮，三分。

督俞：六椎下两旁，相去脊各一寸五分，正坐取之。三壮。

膈俞：七椎下两旁，相去脊各一寸五分，正坐取之。三壮，三分。

肝俞：九椎下两旁，相去脊各一寸五分，正坐取之。三壮，三分。

胆俞：十椎下两旁，相去脊各一寸五分，正坐取之。三壮，五分。

脾俞：十一椎下两旁，相去脊各一寸五分，正坐取之。三壮，三分。

胃俞：十二椎下两旁，相去脊各一寸五分，正坐取之。三壮，三分。

三焦俞：十三椎下③两旁，去脊各一寸五分，正坐取之。三壮，五分。

肾俞：十四椎下④两旁，去脊各一寸五分，前与脐平，正坐取之。三壮，三分。

气海俞：十五椎下⑤两旁，去脊各一寸五分，伏而取之。三壮，三分。

大肠俞：十六椎下⑥两旁，去脊各一寸五分，伏而取之。三壮，三分。

关元俞：十七椎下⑦两旁，去脊各一寸五分，伏而取之。

小肠俞：十八椎下⑧两旁，去脊各一寸五分，伏而取之。三壮，三分。

膀胱俞：十九椎下⑨两旁，去脊一寸五分，伏取。三壮，三分。

中膂俞：二十椎下⑩两旁，去脊一寸五分，伏取。三壮，三分。

白环俞：二十一椎下⑪两旁，去脊一寸五分，伏取。三壮，五分。

上髎：第一空⑫腰髁下一寸，侠脊陷中。七壮，三分。

次髎：二空⑬侠脊陷中。七壮，三分。

中髎：三空⑭侠脊陷中。三壮，二分。

下髎：四空⑮侠脊陷中。三壮，二分。

会阳：阴尾尻骨⑯两旁。五壮，八分。

附分：二椎下，附项内廉两旁，去脊三寸，正坐取之。五壮，三分。

魄户：直附分下，三椎下两旁，去脊三寸，正坐取之。七壮，五分。

膏肓俞：四椎下一分，五椎上二分，两旁去脊三寸。百壮至五百壮。

神堂：五椎下两旁，去脊三寸陷中，正坐取之。五壮，三分。

谚语：肩膊内廉⑰，侠六椎下两旁，去脊三寸，正坐取之。七壮六分，至百壮。

膈关：七椎下两旁，去脊三⑱寸，正坐开肩取之。三壮，五分。

魂门：九椎下两旁，去脊三寸，正坐取之。三壮，五分。

阳纲：十椎下两旁，去脊三寸，正坐阔肩取之。三壮，五分。

意舍：十一椎下两旁，去脊三寸，正坐取之。七壮，五分。

胃⑲仓：十二椎下两旁，去脊三寸，正坐取之。三十壮，五分。

肓门⑳：十三椎下两旁，去脊三寸陷中，正坐取之。三十壮，五分。

志室：十四椎下两旁，去脊三寸，正坐取之。三壮，九分。

胞肓：十九椎下两旁，去脊三寸，伏取。七壮，五分。

秩边：二十椎下两旁，去脊三寸，伏取。三壮，三分。

承扶：尻臀下，阴股上纹中。三壮，七分。

殷门：浮郄下三寸。七分。

浮郄：委阳上一寸，展膝取之。三壮，五分。

委阳：承扶下六寸。三壮，七分。

委中：腘中央^㉑约纹动脉陷中，面伏地取之，膀胱土穴也。五分。

合阳：约纹下三寸。五壮，六分。

承筋：腨^㉒肠中央陷中，胫后从脚跟上七寸。三壮。

承山：锐腨肠下分肉间陷中。五壮，七分。

飞扬：外踝骨上七寸。三壮，三分。

附阳：外踝上三寸，太阳前，少阳后。三壮，五分。

昆仑：足外踝后五分，跟骨上陷中，膀胱火穴也。三壮，三分。

仆参：足跟骨下陷中，拱足取之。七壮，三分。

申脉：外踝下五分陷中。三壮，三分。

金门：外踝下少后，丘墟后。三壮，一分。

京骨：足外侧大骨下赤白肉际陷中，按而得之，膀胱原穴也。七壮，三分。

束骨：足小趾外侧本节后，赤白肉际陷中，膀胱木穴也。三壮，三分，泻之。

通谷：足小趾外侧，本节前陷中，膀胱水穴也。三壮，二分。

至阴：足小趾外侧，去爪甲角如韭叶，膀胱金穴也。三壮，二分，补之。

【校注】

① 大筋：此指斜方肌。

② 第一椎下：指第一胸椎棘突下。以第一椎至十二椎是指第一至第十二胸椎而言。

③ 十三椎下：指第一腰椎棘突下。

④ 十四椎下：指第二腰椎棘突下。

⑤ 十五椎下：指第三腰椎棘突下。

⑥ 十六椎下：指第四腰椎棘突下。

⑦ 十七椎下：指第五腰椎棘突下。

⑧ 十八椎下：指第一骶椎下。

⑨ 十九椎下：指第二骶椎下。

⑩ 二十椎下：指第三骶椎下。

⑪ 二十一椎下：指第四骶椎下。

⑫ 第一空：指第一骶后孔。

⑬ 二空：指第二骶后孔。

⑭ 三空：指第三骶后孔。

⑮ 四空：指第四骶后孔。

⑯ 尻骨：即尾骶骨。

⑰ 肩膊内廉：指肩胛骨脊柱缘。

⑱ 三：原作"二"，据《针灸大成》改。

⑲ 胃：原作"肓"，据《针灸大成》改。

⑳ 肓门：本条原脱，据《针灸大成》补。

㉑ 央：原作"尖"，据《针灸大成》改。

㉒ 腨：俗称腿肚子。

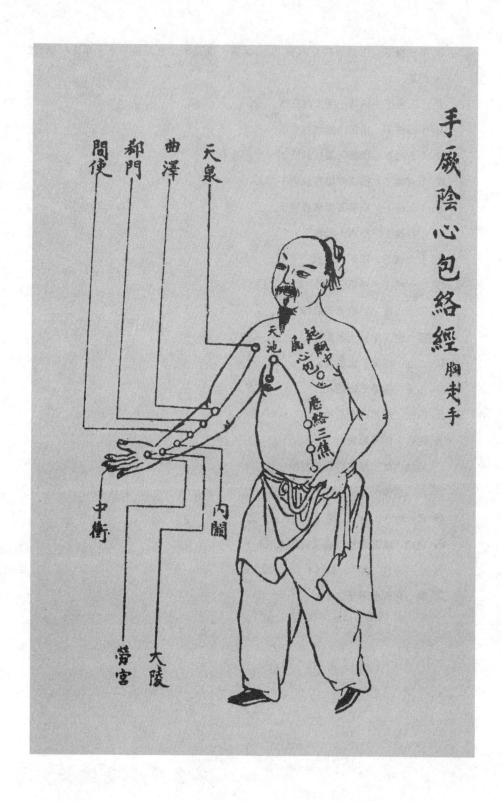

手厥陰心包絡經 胸走手

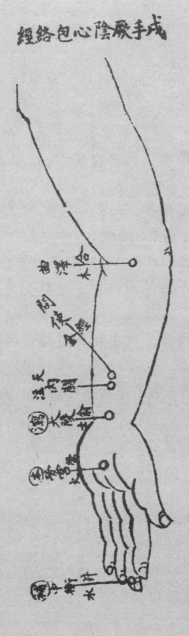

経絡包心陰厥手戌

手厥阴心包络经穴

天池：腋下三寸，乳后一寸，著胁直腋撅肋间。三壮，三分。

天泉：曲腋①下二寸，举臂取。三壮，六分。

曲泽：肘内廉陷中，大筋内侧②横纹中动脉是。包络水穴也。三壮，三分。

郄门：掌后去腕五寸。五壮，三分。

间使：掌后三寸两筋③间陷中，包络金穴也。五壮，三分。

内关：掌后去腕二寸两筋间。三壮，五分。

大陵：掌后骨下两筋间陷中，包络土穴也。三壮，五分，泻之。

劳宫：掌中央动脉，屈中指无名指两间取，包络火穴也。三壮，三分。

中冲：手中指端，去爪甲如韭叶陷中，包络木穴也。一壮，一分，补之。

【校注】

① 曲腋：指腋横纹弯曲处。

② 大筋内侧：指肱二头肌尺侧缘。

③ 两筋：指掌长肌肌腱和桡侧腕屈肌肌腱。

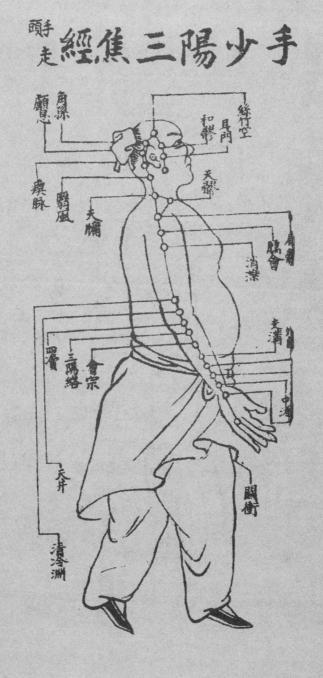

手
頣
走 經 焦 三 陽 少 手

絲竹空
角孫
顱息
耳門
和髎
天髎
瘛脉
翳風
天牖
肩髎
臑會
消濼
外關
四瀆
三陽絡
會宗
支溝
中渚
天井
關衝
清冷淵

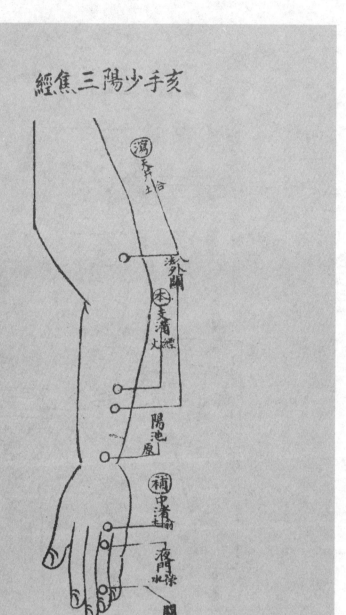

手少阳三焦经穴

关冲：手小指次指外侧，去爪甲角如韭叶，三焦金穴也。一壮，一分。

液门：小、次指歧骨间陷中，握拳取，三焦水穴也。三壮，二分。

中渚：手小指次指本节后陷中，液门下一寸，三焦木穴也。三壮，二分，补之。

阳池：手表腕①上陷中，三焦脉过为原。三壮，二分。

外关：腕后二寸，两骨②间，与内关对，手少阳络。三壮，三分。

支沟：腕后臂外③三寸，两骨间陷中，三焦火穴也。七壮，二分。

会宗：腕后三寸，空中一寸。七壮。

三阳络：臂上大交脉④支沟上一寸。七壮。

四渎：在肘前五寸外廉陷中。三壮，六分。

天井：肘外大骨⑤后，肘上一寸，辅骨上两筋叉骨罅中，屈肘拱胸取，三焦土穴也。三壮，二分，泻之。

清冷渊：肘上二寸，伸肘举臂取之。三壮，二分。

消泺：肩下臂外间，腋斜肘分下⑥。三壮，一分。

臑会：肩前廉，去肩头三寸宛宛中。五壮，五分。

肩髎：肩端臑上⑦陷中，举臂取。三壮，七分。

天髎：肩缺盆中，上臂骨际陷中，须缺盆陷处，上有空，起肉上是穴。三壮，八分。

天牖：颈大筋外，缺盆上，天容后，天柱前，完骨下，发际上。一寸。

翳风：耳后尖角陷中，按之引耳中痛，先以钱二十文，令患人咬之寻穴。七壮，三分。

瘈脉：耳本后，鸡足青络脉⑧。三壮，一分。

颅息：耳后间青络脉中。七壮，一分。

角孙：耳廓中间，开口有空。三壮，八分。

丝竹空：眉后陷中。三分，五壮。

和髎：耳前锐发⑨下横动脉中是穴。三壮，七分。

耳门：耳前起肉，当耳缺⑩陷中。三壮，三分。

【校注】

① 手表腕：指手背腕关节。

② 两骨：指桡骨和尺骨。

③ 臂外：指前臂背侧面，手三阳经循行之处。

④ 大交脉：指臂上大脉交会之处。

⑤ 肘外大骨：指尺骨鹰嘴。

⑥ 腋斜肘分下：腋缝斜向肘尖连线之中点稍下方的凹陷中。

⑦ 肩端臑上：指三角肌上方。

⑧ 耳本后，鸡足青络脉：指耳后青色络脉，以其形如鸡爪。耳本：指耳根部。

⑨ 锐发：指耳前下延的鬓角。

⑩ 耳前起肉：指耳屏。耳缺：指耳屏上切迹。

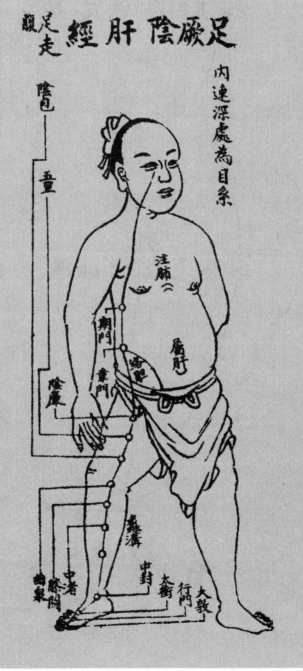

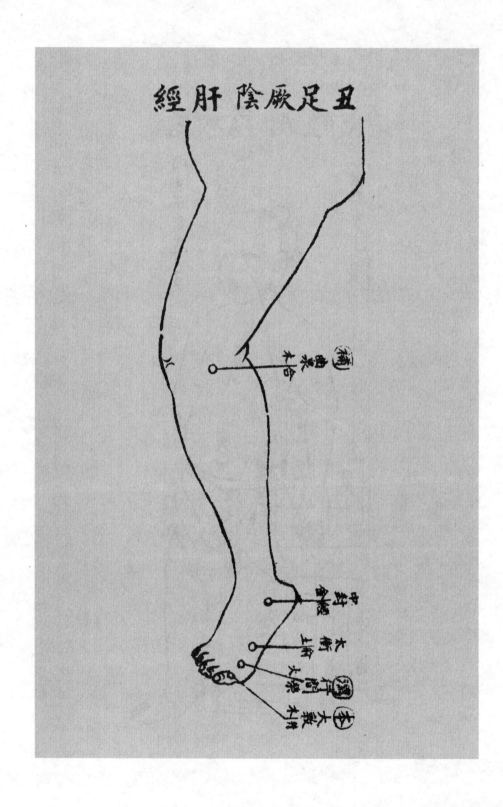

足厥阴肝经穴

大敦：足大趾端，去爪甲如韭叶，及三毛中，肝木穴也。三壮，三分。

行间：足大趾缝间，动脉应手陷中，肝火穴也。三壮，三分，泄之。

太冲：足大趾本节后二寸，内间动脉应手陷中，肝土穴也。三壮，三分。

中封：足内踝骨前一寸，筋①里宛宛中，仰足取陷中，伸足得，肝金穴也。三壮，四分。

蠡沟：内踝上五寸。三壮，二分。

中都：内踝上七寸，胻骨中。五壮，三分。

膝关：犊鼻下二寸旁陷中。五壮。四分。

曲泉：膝股上内侧，辅骨②下，大筋③上，小筋④下陷中，屈膝横纹头取，肝水穴也。三壮、六分，补之。

阴包：膝上四寸，股内廉两筋⑤间，蜷足⑥取。三壮，六分。

五里：气冲下三寸，阴股中动脉应手。五壮，六分。

阴廉：羊矢⑦下，去气冲二寸动脉中。三壮，八分。

章门：大横外，直季胁肋端，脐上二寸，两旁六寸，侧卧屈上足，伸下足，举臂取。七壮，六分。

期门：直乳二肋端，不容旁一寸五分。五壮，四分。

【校注】

① 筋：此指胫骨前肌腱。

②辅骨：此指股骨内髁。

③大筋：指半膜肌。

④小筋：指股前斜肌。

⑤两筋：指半膜肌与内收大肌。

⑥蜷足：指蜷曲下肢。

⑦羊矢：穴名，在气冲穴外一寸。

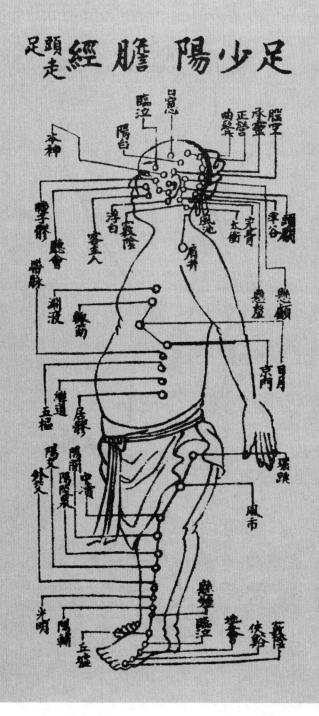

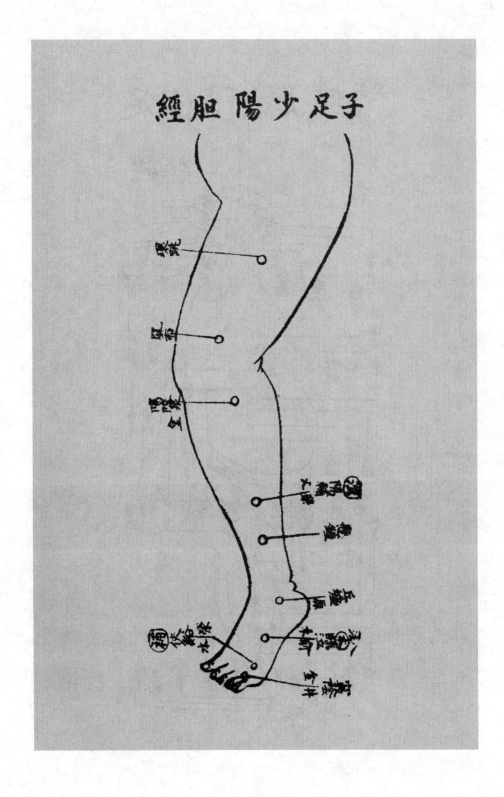

足少阳胆经穴

瞳子髎：目外去眦五分。三壮，三分。

听会：耳微前陷中，上关下一寸，动脉宛宛中，张口得。五壮，三分。

客主人：耳前骨上[①]，开口有空，张口取。七壮，一分。

颔厌：曲周[②]下颞颥[③]上廉。三壮，七分。

悬颅：曲周下颞颥中廉。三壮，三分。

悬厘：曲周下颞颥下廉。三壮，三分。

曲鬓：在耳上发际曲隅[④]陷中，鼓颔有空。七壮，三分。

率谷：耳上入发际寸半陷者宛宛中，嚼取。三壮，三分。

天冲：耳后发际二寸，耳上如前三分。七壮，三分。

浮白：耳后入发际一寸。七壮，三分。

窍阴：完骨[⑤]上，枕骨下，动摇有空。七壮，三分。

完骨：耳后入发际四分。七壮，三分。

本神：曲差旁一寸五分，直耳上，入发际四分。七壮，三分。

阳白：眉上一寸，直瞳子。三壮，三分。

临泣：目上直入发际五分陷中，令患人直睛取穴。三分。

目窗：临泣后寸半。五壮，三分。

正营：目窗后寸半。五壮，三分。

承灵：正营后一寸五分。三壮。

脑空：承灵后一寸五分，侠玉枕骨[⑥]下陷中。三壮、五分。

风池：耳后颞颥后，脑空下发际陷中，按之引耳中。七壮，三分。

肩井：肩上陷中，缺盆上，大骨[⑦]前一寸半，以三指按取，当中指下陷中。五壮，五分。

渊液：腋下三寸宛宛中，举臂得。三分。

辄筋：腋下三寸，复前一寸三肋端，横直蔽骨⑧旁七寸五分，平直两乳，侧卧屈上足取。三壮，六分。

日月：期门下五分。五壮，七分。

京门：监骨⑨下腰中，季肋本侠脊，肾之募。三壮，三分。

带脉：季肋下一寸八分陷中，脐上二分，两旁各七寸半。五壮，六分。

五枢：带脉下三寸，水道旁五寸五分。五壮，一寸。

维道：章门下五寸三分。三壮，八分。

居髎：章门下八寸三分，监骨上陷中。三壮，八分。

环跳：髀枢中，侧卧，伸下足，屈上足，右手摸穴，左摇撼取。五十壮，一寸。

风市：膝上外廉两筋⑩中，以手着腿，中指尽处是。五壮，五分。

中渎：髀外膝上五寸，分肉间陷中。五壮，五分。

阳关：阳陵泉上三寸，犊鼻外陷中。五分。

阳陵泉：膝下一寸，胻外廉⑪陷中，蹲坐取，胆土穴也。七壮，六分。

阳交：足外踝上七寸，斜属三阳分肉之间⑫。三壮，六分。

外丘：外踝上七寸。三壮，三分。

光明：外踝上五寸。三分。

阳辅：足外踝上四寸，辅骨⑬前，绝骨端上⑭，去丘墟七寸，胆火穴也。三壮，五分⑮，泻之。

悬钟：足外踝上三寸动脉中，摸尖骨是。五壮，六分。

丘墟：足外踝下从前陷中骨缝中，去临泣三寸，三壮，五分。胆原穴也。

临泣：足小趾、次趾本节后陷中，去侠溪一寸五分，胆木穴也。三壮，二分。

地五会：足小趾、次趾本节后陷中，去侠溪一寸。一分。

侠溪：足小趾、次趾歧骨间，本节前陷中，胆水穴也。三壮，三分，补之。

窍阴：足小趾、次趾外侧，去爪甲角如韭叶，胆金穴也。三壮，一分。

【校注】

① 耳前骨上：指颧骨弓上缘。

② 曲周：又称"曲隅"，此指额角外下方，耳前上方弯曲的发际部位。

③ 颥颥：指眼眶的外后方，相当于颧骨弓上方的部位。

④ 曲隅：指鬓发后缘直上向耳上弯曲之处。

⑤ 完骨：即颞骨乳突部。

⑥ 玉枕骨：指枕骨。

⑦ 大骨：指肩胛骨的肩胛冈。

⑧ 蔽骨：指胸骨剑突。

⑨ 监骨：指髂骨。

⑩ 两筋：指股外侧肌与股二头肌。

⑪ 胻外廉：指腓骨小头。

⑫ 斜属三阳分肉之间：指足少阳胆经循行至阳交时稍斜向足太阳膀胱经。 三阳：指太阳。

⑬ 辅骨：指腓骨。

⑭ 上：原作"三"，据《针灸大成》改。

⑮ 分：原脱，据《针灸大成》补。

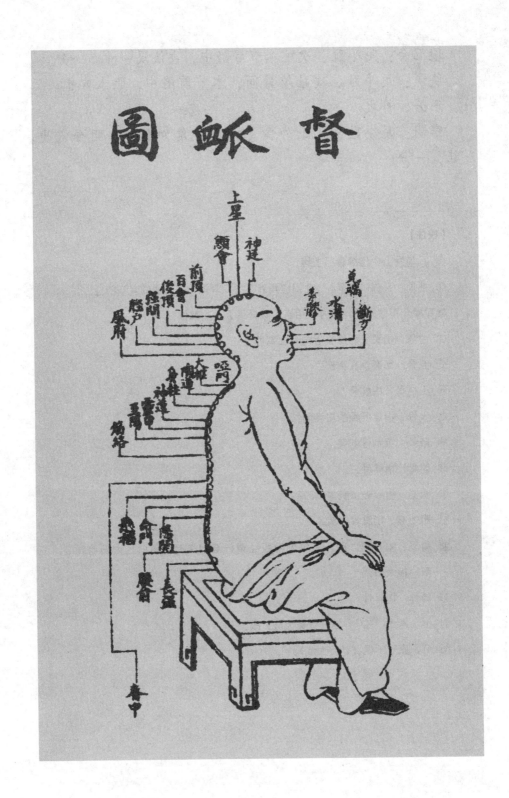

奇经八脉

任督二脉有图，冲、带、阴跷、阳跷、阴维、阳维无图有穴列后。

督脉经穴

长强：脊骶骨端，计三分，伏地取。五壮，二分。

腰腧：二十一椎下宛宛中，以挺身伏地舒身，两手重支额，纵四体①乃取。七壮，八分。

阳关：十六椎下坐取。三壮，五分。

命门：十四椎下伏取。三壮，五分。

悬枢：十三椎下伏取。三壮，三分。

脊中：十一椎下仰取。五分。

筋缩：九椎下仰取。三壮，五分。

至阳：七椎下仰取。三壮，五分。

灵台：六椎下仰取。火到便愈。

神道：五椎下仰取。七七壮。

身柱：三椎下仰取。七七壮，五分。

陶道：一椎下仰取。五壮，五分。

大椎：一椎上陷者宛宛中。以年为壮，五分。

哑门：项后入发际五分，项中央宛宛中，仰头取。禁灸，四分。

风府：项后入发际一寸，大筋②内宛宛中，疾言其肉立起。禁灸，三分。

脑户：枕骨上，强间后一寸半，禁灸，三分。

强间：后顶后一寸半，禁灸，三分。

后顶:百会后一寸半,枕骨上。五壮,二分。

百会:前顶后一寸五分,顶中央旋毛中,直两耳尖。七壮,二分。

前顶:囟会后一寸半,骨间陷中。三壮,一分。

囟会:上星后一寸陷中。二七壮,二分。

上星:神庭后入发际一寸陷中。

神庭:直鼻上入发际五分。二七壮。

素髎:鼻柱上端准头,此穴诸方阙③治。禁灸,一分。

水沟:鼻柱下,沟中央,近鼻孔陷中。三壮,二分。

兑端:唇上端。三壮,二分。

【校注】

① 纵四体:指肢体自然伸展,肌肉放松。

② 大筋:指斜方肌。

③ 阙:通"缺"。

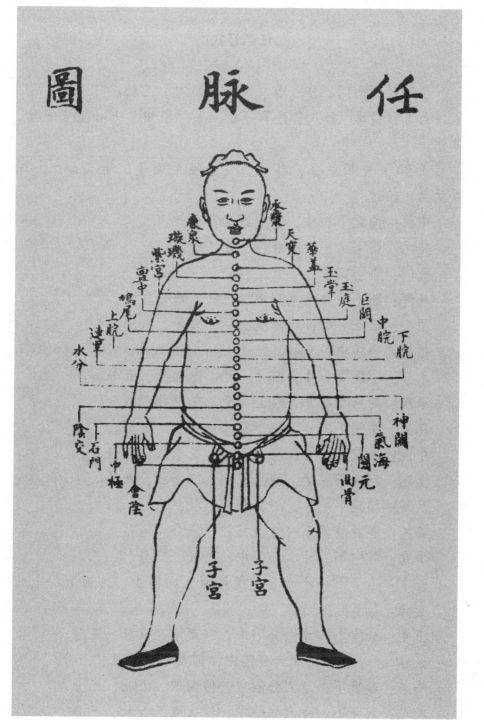

任脉经穴

会阴：两阴间，任、督、冲三脉所起。三壮。

曲骨：横骨①上，中极下一寸，毛际陷中。七壮至七七壮，二寸。

子宫②：中极两旁，各开三寸，经至灸起，连三日止，可以受胎，验过。

中极：关元下一寸，脐下四寸。百壮。

关元：脐下三寸。七壮，一寸二分。

石门：脐下二寸。七壮，八分。

气海：脐下一寸半宛宛中。七壮，八分。

阴交：脐下一寸，当膀胱上际。百壮，八分。

神阙：当脐中，三壮。

水分：下脘下一寸，脐上一寸。七七壮，五分。

下脘：建里下一寸，脐上二寸。二七壮，八分。

建里：中脘下一寸，脐上三寸。五壮，五分。

中脘：上脘下一寸，脐上四寸。二七壮，八分。

上脘：巨阙下一寸，脐上五寸。二七壮，八分。

巨阙：鸠尾下一寸，心之募。七壮，六分。

鸠尾：在两歧骨下一寸。三壮，三分。

中庭：膻中下一寸六分陷中。五壮，三分。

膻中：玉堂下一寸六分，横量两乳间陷中，仰而取。七壮至二七壮。

玉堂：紫宫下一寸六分陷中，仰而取。五壮，三分。

紫宫③：华盖下一寸六分陷中，仰而取。五壮，三分。

华盖：璇玑下一寸六分陷中，仰而取。五壮，三分。

璇玑：天突下一寸六分陷中，仰头取。五壮，三分。

天突：在颈结喉下一寸宛宛中。五壮，一分。
廉泉：颈下结喉上中央，仰取。三壮，三分。
承浆：唇棱下陷中，开口取。三壮，二分。

冲脉穴

幽门：巨阙旁。
通谷：上脘旁。
阴都：通谷下。
石关：阴都下。
商曲：石关下
肓俞：商曲下。
中注：肓俞下。
四满：中注下。
气穴：四满下。
大赫：气穴下。
横骨：大赫下。

带脉穴

带脉：季胁下一寸八分。
五枢：带脉下三寸。
维道：章门下五寸三分。

阳跷穴

申脉：外踝下。

仆参：跟骨下。

附阳：外踝下。

【校注】

① 横骨：指耻骨联合处。

② 子宫：属经外奇穴。

③ 紫宫：本条原脱，据《针灸大成》补。

居髎：章门下。

肩髃：肩端。

巨骨：肩端。

臑俞：肩髃后甲骨上廉。

地仓：口吻旁。

巨髎：鼻两旁。

承泣：目下七分。

阴跷穴

照海：足内踝下。

交信：内踝上。

阳维穴

金门：足外踝下。

阳交：外踝上。

臑俞：肩后甲上。

臑会：肩前廉。

天髎：缺盆上。

肩井：肩头上。

阳白：眉上。

本神：曲差旁。

临泣：目上。

目窗：临泣后。

正营：目窗后。

承灵：正营后。

脑空：承灵后。

风池：脑空下。

日月：期门下。

风府。

哑门。

阴维穴

筑宾：内踝上。

腹哀：日月下。

大横：腹哀下。

府舍：腹结下。

期门：乳下。

天突：结喉下。

廉泉：结喉上。

经外奇穴

内迎香二穴：在鼻孔中，治目热暴痛。用芦管子搐出血，最效。

鼻准二穴：在鼻柱尖上，专治鼻上生酒醉风。宜用三棱针出血。

耳尖二穴：在耳尖上，捲耳取尖上是穴。治眼生翳膜，用小艾炷五壮。

聚泉一穴：在舌上，当舌中，吐出舌中直有缝，陷中是穴。哮喘咳嗽，及久嗽不愈。若灸则不过七壮。灸法用生姜切片如钱厚，搭于舌上穴中，然后灸之。如热嗽，用雄黄末少许，和于艾炷中灸之。如冷嗽，用款冬花为末，和于艾炷中灸之。灸毕以茶清连生姜细嚼咽下。又治舌胎，舌强亦可治，用小针出血。

左金津右玉液二穴：在舌下两旁，紫脉上是穴，捲舌取之。治重舌肿痛，喉闭。用白汤①煮三棱针②，出血。

海泉一穴：在舌③下中央脉上是穴。治消渴，用三棱针出血。

鱼腰二穴：在眉中间是穴。治眼生垂簾翳膜。针入一分，沿皮向两旁是也。

太阳二穴：在眉后陷中，太阳紫脉上是穴，治眼红肿及头。用三棱针出血，其出血之法，用帛一条，紧缠其颈项，紫脉即见，刺出血立愈。又法，以手紧纽其领，令紫脉见，却于紫脉上刺出血，极效。

大骨空：在手大指中节上，屈指当骨尖陷中是穴。治目久痛及生翳膜目障。可灸七壮。

中魁二穴：在中指第二节骨尖，屈指得之。治五噎、反胃、吐食，可灸七壮。宜泻之。

八邪八穴④：在手五指歧骨间，左右手各四穴。

大都二穴：在次指虎口赤白肉际，握拳取之。可灸七壮，针一分，可治头风牙疼。

上都二穴：在手食指、中指本节歧骨间，握拳取之。可治手臂红肿，针一分，灸五壮。

中都二穴：在手无名指本节歧骨，名液门。主治同上。

下都二穴：在手小指本节后歧骨间。主治亦同上。

十宣十穴：在手指头上，去爪甲一分，每指各一穴，治乳蛾⑤。以三棱针出血，或用丝线扎次节内侧，以艾灸五壮。

五虎四穴：在手食指及无名指第二节骨尖，握拳得之。治五指拘挛，灸五壮。

肘尖二穴：在手肘骨尖上，屈肘得之，治瘰疬，可灸七七壮。

肩柱骨二穴：在肩端起骨尖上。治瘰疬，灸七壮，治手不举。

二白：即郄门，在掌后横纹中直上四寸，一手二穴，一在筋内间使后一寸；一在筋外，二穴相并，治痔脱肛。

独阴二穴：在足第二趾下横纹中是穴。治小肠疝气，又下死胎，胞衣不下。灸五壮。又女人干哕、呕吐，红经不调。

内踝尖二穴：在足内踝骨尖。灸七壮，治下片牙痛，脚转筋。

外踝尖：治脚气寒，外廉转筋，以三棱针出血。

鬼眼四穴：在手大指去爪甲如韭叶。用线将两大指并缚，其间灸之，五痫正发时用。

中泉：在手背腕中阳溪、阳池之间陷中是穴。灸七壮，治心疼，腹中气痛不可忍。

小骨空：在手小指第二节尖上。灸七壮，治手节疼、目疼。

印堂：在两眉中陷处。针一分，灸五壮，治小儿风痫。

子宫二穴：在中极两旁，各开三寸。针二寸，灸二七壮，治妇人久无子嗣。

兰门二穴：在曲泉两旁，各开三寸脉中。治膀胱七疝、奔豚⑥。

百虫窠即血海：在膝内廉上三寸。灸二七壮治下部生疮。

【校注】

① 白汤：指白开水。

② 针：原脱，据《针灸大成》补。

③ 舌：原作"眉"，据《针灸大成》改。

④ 八邪八穴：原作"八风八邪"，据《针灸大成》改。

⑤ 乳蛾：以咽喉两侧喉核(腭扁桃体)红肿疼痛，形似乳头，状如蚕蛾为主要症状的喉病。

⑥ 奔豚：为五积之一，属肾之积。《金匮要略》称之为"奔豚气"。临床特点，发作性下腹气上冲胸，直达咽喉，腹部绞痛，胸闷气急，头昏目眩，心悸易凉，烦躁不安，发作过后如常，有的夹杂寒热往来或吐脓症状。

主要参考文献

[1] 田代华，刘更生整理．灵枢经 [M]．北京：人民卫生出版社，2005．

[2] 郭霭春．黄帝内经素问校注语译 [M]．天津：天津科学技术出版社，1981．

[3] 王洪图．难经白话解 [M]．北京：人民卫生出版社，2004．

[4] 张仲景，何任，何若苹整理．金匮要略 [M]．北京：人民卫生出版社，2011．

[5] 沈炎南．脉经校注 [M]．北京：人民卫生出版社，1991．

[6] 危亦林．世医得效方 [M]．上海：上海第二军医大学出版社，2006．

[7] 张年顺．李东垣医学全书 [M]．北京：中国中医药出版社，2006．

[8] 高武．针灸聚英 [M]．北京：人民卫生出版社，2006．

[9] 张缙．针灸大成校释 [M]．北京：人民卫生出版社，2011．

[10] 吴谦．医宗金鉴 [M]．北京：人民卫生出版社，2008．

[11] 王晓龙，史俊清．历代针灸经典歌赋校注 [M]．北京：学苑出版社，2005．

[12] 北京中医药大学针推系．针灸经络腧穴歌诀白话解 [M]．北京：人民卫生出版社，1999．

[13] 赵昕，刘炜宏．腧穴临证指要 [M]．北京：中国标准出版社，1994．